全国中医药行业高等教育"十三五"创新教材

方药量效学

（供中医学、中药学等专业用）

主　审　傅延龄（北京中医药大学）

　　　　王跃生（中国中医科学院中药研究所）

　　　　连凤梅（中国中医科学院广安门医院）

主　编　仝小林（中国中医科学院广安门医院）

副主编　朱向东（甘肃中医药大学）

　　　　赵林华（中国中医科学院广安门医院）

　　　　张海宇（北京中医药大学）

中国中医药出版社

·北 京·

图书在版编目（CIP）数据

方药量效学 / 仝小林主编 . —北京：中国中医药出版社，2019.1（2024.7 重印）

全国中医药行业高等教育"十三五"创新教材

ISBN 978-7-5132-5435-9

Ⅰ . ①方…　Ⅱ . ①仝…　Ⅲ . ①方剂学－中医学院－教材　Ⅳ . ① R289

中国版本图书馆 CIP 数据核字（2018）第 301463 号

中国中医药出版社出版

北京经济技术开发区科创十三街 31 号院二区 8 号楼

邮政编码　100176

传真　010-64405721

廊坊市祥丰印刷有限公司印刷

各地新华书店经销

开本 787×1092　1/16　印张 10.25　字数 224 千字

2019 年 1 月第 1 版　2024 年 7 月第 3 次印刷

书号　ISBN 978-7-5132-5435-9

定价　40.00 元

网址　www.cptcm.com

服 务 热 线　010-64405510

购 书 热 线　010-89535836

维 权 打 假　010-64405753

微信服务号　zgzyycbs

微商城网址　https://kdt.im/LIdUGr

官 方 微 博　http://e.weibo.com/cptcm

天猫旗舰店网址　https://zgzyycbs.tmall.com

如有印装质量问题请与本社出版部联系（010-64405510）

全国中医药行业高等教育"十三五"创新教材

《方药量效学》编委会

编写说明

为适应全国高等中医药教育教学改革发展的新形势，培养传承创新中医药事业的高等中医药专业人才，按照全国高等中医药院校各专业的培养目标，确立了《方药量效学》课程的教学内容并编写本教材。

本教材紧密围绕方药量效关系之核心，以中医理论为指导，通过研究方药剂量与疗效的关系、规律、影响因素，临床合理用量及用量安全等，探索方药剂量理论，是一门新学科。其研究范围广，从基础到临床，从医学到药学；其研究目的是合理用量，揭开疗效之秘，推动中医药进入"量化时代"，提高中医药的临床疗效。

本次教材编写汇集方药量效学最新研究成果，结合全国各高等中医药院校优秀教师及临床医师实践经验，且在编写过程中精益求精，反复推敲，层层把关，努力使教材内容精准化、系统化、实用化。旨在培养学生理解中医"量"之奥妙，指导学生关注处方用量的关键点，锻炼学生临床实践量效思维。

本教材可供全国高等中医药院校中医学、中药学类专业使用，共分为七章。仝小林教授统筹规划；第一章方药量效学概述由赵林华、李花编写，主要介绍方药量效学的产生背景、基本概念、主要研究内容、研究价值和意义及学习方法；第二章方药量效研究思路与方法由何丽莎、焦宏官编写，从临床、实验、文献理论等方面介绍方药量效关系的研究思路和方法；第三章经方本原剂量由宋佳、阚俊明编写，主要探讨经方本原剂量问题，包括经方剂量来源、变化、主要特点及影响因素；第四章影响方药量效关系的重要因素由韩佳瑞、关延彬、黄仕文编写，揭秘方药量效关系中"量"的影响因素；第五章方药用量策略由朱向东、张效科编写，总结临证基本用量策略和用药法则；第六章方药用量安全性由韦姗姗、韩东卫编写，主要介绍方药安全性问题及超量使用中药的安全性研究和评价现状，并提出相应的应对策略；第七章古今医案荟萃由谢晚晴、邓亮编写，收集总结了古今医家不同剂量用药验案，并从方药量效策略角度评析案例，使学生理论联系实际；附经方最佳用量选择临床策略的专家共识由冯文林、张海宇负责翻译整理。

方药量效学在学科建设与教材编写方面还不成熟，我们诚恳希望广大同仁和读者在使用过程中提出宝贵意见和建议，以便日后进一步修订完善，使之更加符合高等中医药院校教学需要。在教材策划、编写审定过程中得到了主审专家的精心指导，在此表示衷心感谢！

《方药量效学》编委会

2018 年 10 月

目 录

第一章　方药量效学概述 ▷▷▷▷

　　方药量效学是以中医理论为指导，通过研究方药的剂量与疗效的关系、规律、影响因素，临床合理用量及用量安全等，探索方药剂量理论的一门学科。它是中医药学的重要组成部分，包括"以医为本体"的用量策略及"以药为本体"的剂量规律等内容，既是中医基础课程的进一步提升，也是临床各学科的基础。

第一节　方药量效学的产生背景

　　对方药量效关系的认识可追溯至先秦时期，但"方药量效学"名词的正式提出比较晚，大致在 21 世纪初期，可见方药量效学相关理论和学术思想的形成经历了一个漫长的历史过程。

　　1.先秦及秦时期　从马王堆汉墓出土的《五十二病方》等中医早期文献来看，早期的方剂不一定有方名，但大多载有剂量，并认识到治疗需根据病情需要调整处方中药物的用量，比如《五十二病方》中记载了疽病的治疗："骨疽倍白蔹，肉疽倍黄芪，肾疽倍芍药"，说明当时已经认识到了改变处方中某味药的剂量能产生不同的疗效，这是到目前为止最早关于方药量效思想的记载。《神农本草经》载："若用毒药疗病，先起如黍粟，病去即止。不去倍之，不去十之，取去为度。"表明掌握好药物的使用剂量十分重要，须密切观察患者反应，然后逐渐加量，循序渐进，以有效保证用药安全性。

　　《黄帝内经》仅记载了 13 首方，其中有根据药量多少来区别大小方的论述，言"近而奇偶，制小其服也；远而奇偶，制大其服也。大则数少，小则数多；多则九之，少则二之"（《素问·至真要大论》）。《内经》中还认识到个体之间存在着差异，有耐药者与不耐药者之分，用药剂量须有区别，如《素问·五常政大论》云："能毒者以厚药，不胜毒者以薄药。"另外，《黄帝内经》中还提到，药食正常剂量服食可养五脏，而过量服食则各有所伤，如《素问·生气通天论》云："阴之所生，本在五味；阴之五宫，伤在五味。"

　　这一时期对方药量效关系已经产生了一定的认识，但尚处于初期阶段。

　　2.汉晋、南北朝时期　进入汉晋、南北朝时期，随着中医药学的不断发展，特别是临床各学科的诞生，对方药的剂量应用取得了较大的进步，积累了一定的临床经验。

　　这一时期的代表性著作《伤寒杂病论》融理、法、方、药于一体，其组方严谨，用药精当。书中有多首组成相同、而药物剂量不同的方剂，方剂的功效与主治随之发生变化，如桂枝汤、桂枝加桂汤与桂枝加芍药汤，小承气汤、厚朴三物汤与厚朴大黄汤，半夏泻心汤与甘草泻心汤等。这些方剂中药物用量的增减，既能改变方剂的功用，也能改变其功用的强弱。比如桂枝汤，主治太阳风寒表虚证，而方中桂枝增加至五两时则为桂枝加桂汤，主治太阳病发汗太过，损伤心阳，肾之寒气上犯凌心所致之奔豚，方有执在《伤寒论条辨·辨太阳病脉证并治上》中称："与桂枝汤者，解其欲自解之肌也。加桂者，桂走阴而能伐肾邪，故用之以泄奔豚之气也。"其对于药量的灵活运用之妙，对后世医家有重要的启迪作用。

3. 唐、宋时期　到了唐、宋时期，随着生产力的不断进步，中医药的发展已达到一个新的水平。许多医家通过系统总结唐宋以前历代医家的经验，撰写出许多有影响、内容极为丰富的综合性医学著作，如《备急千金要方》《千金翼方》《外台秘要》《圣济总录》等。

这一时期对方中药的剂量应用有了进一步的认识，不仅考虑到患者的体质和耐药性，而且考虑到疾病的性质以及地域因素，提出了急病用急药、地域用药等思想。《备急千金要方》明确指出，"病轻用药须少，病重用药即多"，认为方药的剂量应当随病情进行调整。此外，孙思邈在《黄帝内经》地域理论的基础上，提出了地域造成了人的体质差异，用药剂量亦需进行调整，"凡用药皆随土地之所宜，江南岭表，其地暑湿，其人肌肤薄脆，腠理开疏，用药轻省；关中河北，土地刚燥，其人皮肤坚硬，腠理闭塞，用药重复"（《备急千金要方》）。

4. 金、元时期　随着医学的不断发展，金、元时期涌现了许多有影响的医学流派及其代表医家，他们从不同角度丰富和发展了方药剂量应用的内容。如张从正在应用吐法时，认识到涌吐药具有一定的毒性，提倡根据患者表现逐步增加剂量，防止出现不良反应，而对身体壮实者，张从正提倡用足剂量，一吐为快。另外，张元素从药物厚薄的自然性质角度，提出根据药物厚薄来调整剂量，认为："薄者则少服而频服，厚者则多服而顿服"。元·王好古在《汤液本草》中则说："或温多而成热，或凉多而成寒，不可一途而取也"，提示药物剂量的改变还可使药物气味发生变化。

5. 明、清时期　明、清时期是中医药学发展的黄金时期，这一时期，方药剂量的应用无论是在理论还是在临床实践上，都获得了长足的发展。

这一时期，医家已经认识到中药发挥功效是多方向的，中药药量发生变化时，可能会表现为药效的双向性，如《药品化义》在论述柴胡的量效关系时云："若多用二三钱，能祛邪散表，若少用三四分，能升提下陷。"又如《本草纲目》在苏木条下记载，"少用则和血，多用则破血"，均说明了药物的量变具有双向效应。

对于补益药的量效关系，这一时期医家亦有所论述，如《本经疏证》谓："少用壅滞，多用宣通。"《医宗必读》亦云："多用则宣通，少用反壅滞。"指出补益药用于扶正补虚，用量相对较小，但在增加剂量后，往往表现为通泻作用，如当归养血量宜轻，重用则润肠通便；白术健脾止泻量不宜重，若用至60g则能通便。

龚廷贤在《万病回春》中云："肾、肝位远，服汤、散不厌频而多。"认为中药用药剂量的大小与脏腑所处的位置有关。余霖则将中药分为大、中、小三个剂量等级，根据病情需要选择应用，如生石膏大剂量用六至八两，中剂量用二至四两，小剂量用八钱至一两二钱。可见，方剂运用时剂量的变化对于疗效的影响已为历代医家所重视。

随着近现代中医药现代化的发展，越来越多的学者关注方药用量。2010年以来，通过国家973计划"以量–效关系为主的经典名方相关基础研究"项目的支持，方药量效关系研究掀起热潮，并首次提出了方药量效学的概念、主要研究范畴和方法等，中医药研究开始走进量化时代。方药剂量在单位和配伍用量上都逐渐走向规范化和精确化。中药剂量是中医处方的一个重要组成部分。适宜的剂量是确保用药安全、有效的重要因素之一。王清任在《医林改错》中云："药味要紧，分量更要紧。"正是说明了剂量在方药临床应用中的重要地位。

第二节　方药量效学的基本概念

一、方药量效学的概念

"量效关系"是化学药物研究名词，即药物必须达到一定的剂量，才能发挥药效作用。量效关系是指在一定范围内，当药物的剂量（或浓度）增加或减少时，药物的效应亦随之增强或减弱，这种关系是确定临床用药剂量的基础。方药临床疗效的发挥，受多种因素的影响，比如药物剂量大小、疾病严重程度、患者体质类型、组方配伍、给药途径、中药炮制与煎煮等。方药剂量是关乎中医临床疗效的关键因素之一，即使四诊信息采集全面，辨证选方准确，若用药剂量不当，亦不能获得最佳疗效。

方药量效学是以中医理论为指导，通过研究方药剂量与疗效的关系、规律、影响因素，临床合理用量及用量安全等，探索方药剂量理论的一门学科。它是中医药学的重要组成部分。方药量效关系研究包括两大部分内容，第一是"以医为本体"的用量策略，第二是"以药为本体"的剂量规律。方药量效关系的学习和研究，对指导中医临床安全有效的治疗具有重要意义。

二、"量"的概念及"量"的传递

方药中与"效"相关的"量"是影响临床疗效的关键因素之一，但是由于古代历史条件的局限性以及药材质量和度量衡的不统一，前人对"量"的阐释未能全面深入。在现代医疗条件下我们应当"发皇古义，融会新知"，对量的概念和"传递"进行深入地挖掘剖析，以便更好地指导临床实践。

（一）"量"的概念

"量（liàng）"的基本字义之一为"数的多少"。《中药学》教材对中药剂量的定义为中药临床应用时的分量，主要是指每味中药的成人一日量，其次指方剂中每味药之间的比较分量，也即相对剂量。

方药中与"效"相关的"量"是一个具有多层次含义的复杂概念，主要包括处方量、饮片量、煎出量、摄入量、吸收量五个方面。而中药的临床药量应当具有处方药味构成数量、每味药的具体分量、调剂和加工后的获得量、最终服用量等；或可理解为单味药的治疗用量、药物间的相对用量、药物的实际利用量等。从不同角度出发，方药的"量"包括多个方面内容。从药材角度，包括中药有效成分含量；从处方角度，包括整方剂量、单味药剂量、药物之间的配伍量、服量等；从调剂角度，包括处方的调剂量；从煎煮角度，包括有效成分煎出量；从药代动力学角度，包括生物利用度、血药浓度等。

1. 有效成分含量　有效成分是化学、生物学、药物学广泛应用的术语，指一种混合物中，对生物体代谢或者化学反应起作用的成分。国内对中药"有效成分"的定义，一般是指化学上的单体化合物，能用分子式和结构式表示，如乌头碱、麻黄碱等，并在中药材（或中成药）起主要药效的化学成分。比如青蒿素，就是从中药黄花蒿（*Artemisa annua*）中提取的一种抗疟有效成分，具有抗白血病和免疫调节功能。

在中医辨证明确，立法选方恰当的前提下，中药的临床疗效与用量的大小关系甚为密切。而中药起治疗作用的是其所含的某种（某些）有效成分，中药用量的大小，实质上与主要有效成分的用量密切相关。由于中药复方一般由多味药物构成，因此药材中往往含有几种甚至十几种有效成分。此外，有效成分在中药中的含量是个动态概念，影响因素极多。

中药的自身因素（品种、入药部位、采收期、年龄）、产地、贮藏时间、炮制等对中药有效成分含量影响极大。如麻黄的《中国药典》来源有草麻黄和木贼麻黄，两者挥发油含量分别为 0.25% 和 0.124%。中药不同部位有效成分的含量也不同，远志皮与远志心的成分相同，但皂苷含量分别为 12.1% 和 0.482%。中药一般随生长年限增长，有效成分含量增加，但到达高峰期后不再增加，如 3、4、5 年生人参根中总氨基酸含量分别为 9.14%、10.04% 和 11.32%。药材的生长与自然条件密切相关，地理环境、温度、经纬度、海拔、光照、季节、水分、土壤、肥料等都会影响有效成分含量。中药在贮藏保管中，受空气、温度、湿度、日光、微生物等的综合影响，其有效成分含量随贮藏时间发生变化。此外，不同炮制方法，中药有效成分亦发生不同变化，有的使有效成分易于溶解，有的使有效成分分解或转化成新的成分，有的使浸出量有所增减。

2. 处方量　从临床合理用量角度来看，医生最关注的"量"应该是处方的"量"，即辨证结束后书写在处方笺上的量。从表面看，处方量是组成处方的每一味药物的剂量（单味药剂量），但还应该是药物之间的相对剂量（配伍剂量）和整首处方的总剂量（整方剂量）。此外，根据医嘱中对服药方法的要求，还体现了方药的"服量"。

（1）单味药剂量：处方中每一味药物的剂量。目前，对临床方药用量的规定，无论教材还是《中国药典》均是对单味药剂量的规定。一般情况下，"大剂量（或重剂）""小剂量（或轻剂）""大剂量用药""超药典剂量用药"等描述都是指处方中单味药物的剂量。因此，单味药剂量是研究合理用量最直接的"指标"。

（2）配伍剂量：方剂中药物与药物之间的相对用量。组成药物完全相同的处方，单药剂量比例不同，其主治功效可能会有巨大差异。如治疗"太阳中风"的桂枝汤与治疗"奔豚"的桂枝加桂汤，两方药物组成完全相同（桂枝、芍药、甘草、生姜、大枣），前方的药物配伍剂量是 3∶3∶2∶3∶12（枚），后方是 5∶3∶2∶3∶12（枚）。若中药剂量配伍比例不准确，则会打乱中药配伍的严谨法度，降低整体疗效。

配伍剂量正确可提高方药疗效，还可具有"减毒"作用。对巴豆和桔梗的配伍研究表明，巴豆配伍桔梗的剂量比例是1∶3时，其减毒作用最佳。可见，在临床合理用量中，要慎重考虑药物与药物之间剂量的比例。

（3）整方剂量：整首处方所有药物剂量的总和。有两个影响因素：单味药剂量和处方的药味数。整方剂量是医生临证处方时最容易忽略的量，但是整方剂量中隐藏了两个重要概念"精方"与"围方"。药味较少、单味药剂量较大的处方被称为"精方"，经方就是其典型代表；而药味较多、单味药物剂量偏小的处方被称为"围方"。一般"急病单病用精方，慢病合病用围方"。有研究对《伤寒杂病论》中的汤剂与现代处方汤剂进行比较，发现经方平均用药仅4.81味，而现代处方平均用药15.52味。然而，若以1两折合13.8g，经方与现代处方整方剂量的差别没有统计学意义。可见，精方与围方在整方剂量上有可能没有区别。

（4）服量："服量"是临床合理用量不能忽略的概念。傅延龄教授提出了"每服量（一服量）""日服量""总服量"的概念，认为服量控制着方药对人体的作用强度和作用时间。我们认为"预服量"也是服量的一种，如《伤寒论》桃花汤"日三服，若一服愈，余勿服"，即一天服药3次（3次的总服量即为预服量），如果服1次（每服量）后病情就好转了，其余2次无需再服。

3. 调剂量 调剂量指饮片在调剂过程中的实际称量重量。若药房调配量与处方量误差太大，轻则影响疗效，重则可能因药量改变导致"药源性疾病"。造成调剂量误差的因素主要有两方面：第一是称量工具误差。国内称量中药的工具主要是以克为最小单位的戥秤。克以下则无法精确称量。第二是人工操作误差。包括对戥秤的操作误差、调剂过程中的主观估量、"抓药"代称误差等，均是造成配方总量或单剂量不准确，导致处方功能、主治发生变化的原因。调剂量有误差，不仅会影响临床疗效，甚至会产生毒副作用。如马钱子，其治疗量与中毒量非常接近，剂量不精准会产生毒性，甚则危及生命。因此，尽可能减少误差是中药调剂中亟须解决的问题，中药小包装在提高配方准确度方面有一定优势，可以推广应用。

4. 煎出量 中药在煎煮过程中的加水量、煎煮时间、煎煮次数、煎煮火候等都会对有效成分煎出量产生影响。中药煎煮，不仅是有效成分溶出的过程，还是药物中各种生理活性成分进行化学反应，重新整合的过程。正确把握影响煎出量的影响因素，对提高有效成分的煎出量和临床疗效有重要的意义。

（1）煎煮时间：古人认为"药，有可以久煮者，有不可久煮者"。根据药物所含成分及气味、质地不同，汤剂的煎煮时间有所不同。尤其是对于一些特殊煎法的中药材，煎煮时间不足，其药物成分不易溶出；煎煮时间过久则会破坏或失去药物的某些成分。

（2）煎煮次数：药物有效成分煎出量与煎煮次数并不完全呈正相关关系，对于某些药材（如大黄），多次煎煮会破坏其有效成分，影响效果。

（3）加水量：现代研究发现，在煎取量一定的情况下，加水量的多少对煎出液质量的影响非常明显，因此，煎煮药物的加水量应视药物的具体用量及质地而定。

（4）煎煮火候：煎药火候也是影响药物有效成分煎出量的重要因素。中药煎煮时，一般先用武火将药液快速煮沸，然后用文火慢慢煎煮，即李时珍所谓"先武后文，如法服之，未有不效者"（《本草纲目》）。

5. 摄入量 摄入量的多少与疾病性质、给药途径、服用方法等相关。急危重症宜频服或顿服，以便集中药力，迅速发挥药效，如十枣汤顿服使攻逐水饮力量峻猛，独参汤或参附汤等救急药也要求顿服与频服并举。此外，为提高局部对药物的摄入量，病位在口咽部者多含服，使药物能够在病灶处多停留一段时间，作用病所，如治疗咽中生疮之苦酒汤要求"少少含咽之"。某些药物要一日三服，四服甚至五六服，其目的是通过反复给药，短时间内提高机体对药物的摄入量，达到迅速驱邪外出的目的，如桂枝汤要求"又不汗，后服小促其间，半日许，令三服尽。若病重者，一日一夜服，周时观之"（《伤寒杂病论·辨太阳病脉证并治上》）。其他给药途经如外洗、外敷、滴注等法的摄入量亦视具体疾病而定。

6. 吸收量 吸收是指药物自给药部位进入血液循环的过程。实验表明，在一定范围内增大用药剂量对提高药物吸收量有一定促进作用。另外，患者的个体差异会影响中药的吸收量。药物服用后，并不能完全进入血液循环，部分药物在体内经代谢后，以原型和（或）代谢物的形式随粪便和尿液排出体外，还有些药物甚至不经任何代谢直接以原型随粪便和尿液排出体外。因此，了解药物的代谢产物量，也有助于临床用药时药物剂量的确定。

（二）"量"的传递

中医方药中与"效"相关的"量"的概念具有丰富内涵，然而，该"量"与实际作用于人体靶器官的化学物质的量存在一定偏差。"量"的传递过程可以理解为从处方量到饮片量、煎出量、摄入量再到吸收量的过程。研究各种"量"之间的折算关系，可以使临床处方量更接近实际作用于靶器官的化学物质的量，从而减少因饮片量、煎出量、摄入量、吸收量等的不规范性或不确定性及其他不可预见性因素所产生的偏差。

"量"在传递过程中，各环节都会受到相关因素的影响。临床用药应综合考虑各影响因素带来的偏差，包括饮片调剂精准，煎煮时间、煎煮次数、加水量及煎煮火候适宜，服用方法得当等，并在相对安全和不浪费药材资源的前提下，因时、因地、因人制宜，加减权衡，随证施量。

三、剂量变化对疗效的影响

剂量的变化会对疗效产生影响，然而并不代表剂量与疗效成正比。在化学药量效关系的研究中，不同的量效关系，呈现出不同的曲线，如直方双曲线、S形曲线、U形曲线等。我们认为，从方药角度，剂量变化会对疗效产生以下四种影响：

（一）量变致平

量变致平指在某一剂量范围内，方药用量增加时疗效相应提高，然而，超过该剂量范围，即使再增加用量，疗效也不会发生变化。量变致平效应提醒临床医生，使用具有此类量效关系的方药时，不要一味加大剂量以求提高疗效，而要在一定范围内选择最恰当的用量，既可节省药材资源，又可确保疗效。

（二）量变致新

量变致新指在某一剂量范围内，方药主要用于治疗某种疾病，而随着剂量的改变，方药的主治发生了变化，即在一个新的剂量范围内，该方药治疗另一种疾病的疗效更好。

1. 单味药的量变致新 就单味药而言，许多药物均具有在不同用量范围内，治疗不同疾病的特点。如国医大师朱良春先生的用药经验，益母草调经活血一般用 9 ~ 15g，而利水消肿需大剂量，用 90 ~ 120g 时疗效最佳。又如 2010 年版《中国药典》在麦芽的用量与用法中规定麦芽常用剂量为 10 ~ 15g，回乳则用 60g。

2. 整方的量变致新 对整方而言，经方中药物组成完全相同而剂量不同的方剂就是量变致新的典型代表，又可分为五种情况：

（1）君药剂量变化，整方功效改变：如半夏泻心汤和甘草泻心汤，两方仅炙甘草剂量不同，其余完全相同。半夏泻心汤以半夏为君药，降逆消痞，治疗痞满、呕吐、肠鸣下利；甘草泻心汤由半夏泻心汤加重甘草用量而成，重用炙甘草 4 两为君药以补中和胃，治疗"下利日数十行，谷不化，腹中雷鸣，心下痞硬，干呕，心烦不安"。半夏泻心汤与甘草泻心汤的配伍剂量说明，改变君药的剂量，可完全改变整方的主治功效。

（2）君臣药剂量比例改变，整方功效改变：如桂枝汤、桂枝加桂汤和桂枝加芍药汤，三方均由桂枝、芍药、炙甘草、生姜、大枣组成，三首方剂中佐药（炙甘草、生姜、大枣）的剂量完全相同，仅君、臣药（桂枝、芍药）剂量比例有所改变。桂枝与芍药的比例，桂枝汤为 1∶1，桂枝加桂汤为 5∶3，桂枝加芍药汤为 1∶2。桂枝汤中桂、芍用量相同，两者配伍，相辅相成以调和营卫。桂枝加桂汤增加了桂枝的用量，治疗奔豚，重用 5 两桂枝以温通心阳，既可解肌通阳，又可平冲降逆。桂枝加芍药汤与桂枝汤比较，桂枝剂量不变，倍用芍药，用 6 两芍药为君，治疗"腹满时痛"。

又如小承气汤、厚朴三物汤和厚朴大黄汤，三方药物组成完全相同，剂量配比完全不同，功效主治各异。小承气汤在三方中药量最轻，主治燥屎阻塞，痞满重燥热轻者；厚朴三物汤中厚朴、枳实的用量在三方中最大，行气之力最强，泻下之功最弱，主治胀重于积之腹满证；厚朴大黄汤中大黄用量最多，6 两大黄荡涤胃肠，三药合用行气消痞通便，治疗支饮兼腹满、大便秘结。从三方的剂量配比可见，痞满重者，厚朴、枳实的用量较大；若需荡涤胃肠之热以通便，则可重用大黄。从以上三组方的药物剂量配比来看，改变君臣药物的剂量比例，可完全改变整个方剂的主治功效。

（3）近似等比例改变君臣药剂量，整方功效可增强或减弱：四逆汤治疗阴盛阳虚之四肢厥逆，用附子配干姜温肾回阳、温中散寒；通脉四逆汤是四逆汤倍干姜、重用附子而成，温阳驱寒之力更强，用以破阴回阳，可治疗阴盛于内、格阳于外之脉微欲绝。四逆汤与通脉四逆汤的配伍剂量提示，近似等比例增加或减少整方中主要药物的剂量，可加强或减弱原方的功效。

（4）剂型改变，整方功效可增强或减弱：抵当汤与抵当丸的药物组成完全相同，然而主要药物的剂量不同，剂型也不同。"汤者，荡也"，抵当汤是破血逐瘀之峻剂，治疗蓄血重证；抵当丸证较抵当汤证病势较缓，尤在泾认为"此其人必有不可不攻，而又有不可峻攻之势"（《伤寒贯珠集·卷一·太阳篇上》），故该方将抵当汤中水蛭、虻虫的剂量减少 1/3，桃仁剂量增加 1/4，大黄用量不变，汤改为丸，一剂制 4 丸，每次服 1 丸，为峻药缓攻之法。"丸者，缓也"，抵当丸为水煮丸，连汤带渣服，作用较缓慢。

抵当汤与抵当丸的配伍剂量提示，首先，可通过改变方药的剂型和服量来控制整方剂量，尤其适用于功效峻猛之方；其次，病有缓急，病势急，方中主要药物的用量可大，剂型首选汤剂，病势缓，可酌情减量，剂型可改为丸剂。

（5）合方用药，调整剂量：桂枝麻黄各半汤与桂枝二麻黄一汤均是桂枝汤与麻黄汤的合方，药物组成完全相同，但是所有药物的剂量均不相同。桂枝麻黄各半汤是桂枝汤与麻黄汤各取 1/3 的药量合方而成，该方发汗之力比桂枝汤稍强，较麻黄汤缓和，是发汗轻剂，解表不伤正。桂枝二麻黄一汤中，桂枝汤的量比桂枝麻黄各半汤增加约 1 倍，麻黄汤用量减少，因此发汗之力更小，可称微发其汗。桂枝麻黄各半汤、桂枝二麻黄一汤的配伍剂量，从整方角度而言，调整药物的剂量比例，可减弱或增强原方的主要功效，如"发汗"等；从合方用药角度而言，合方不是几个方剂所有药物和剂量的简单叠加，应根据需要，选择适当的药物剂量比例，才能使合方充分发挥所需功效。

（三）量变致反

量变致反指由剂量改变产生的药物双向调节作用。中药的双向调节作用是指某一中药既可使机体从亢进状态向正常状态转化，也可使机体从机能低下状态向正常状态转化。也就是使机体的反应转向正常，最终达到平衡状态。影响方药双向调节作用的因素有许多，如入药部位、有效成分含量、配伍、炮制等，其中剂量也是重要影响因素之一。

1. 单味药的量变致反　量变致反在单味中药常见。如甘草 1～2g 起调和作用，5～10g 可补脾益气、润肺止咳、缓急止痛，若用至 30g 以上却会导致水肿、高血压病、低血钾等假醛固酮增多症。川芎小剂量兴奋子宫，大剂量使子宫痉挛，进一步加大剂量则使子宫麻痹而完全停止收缩。白术常规剂量能健脾止泻，大剂量（30～50g）则能通便。黄连少量应用（1～3g）有健胃作用，故生姜泻心汤、甘草泻心汤中都少佐黄连，降逆和胃、开结消痞。黄连味苦，小剂量服用时通过味觉分析器的兴奋，提高食欲中枢的兴奋性，能反射性地引起胃液分泌增加而呈现健胃作用，然而当大剂量应用时（9g以上）反而损伤脾胃。黄芪15g 以下能升血压，30g 以上则能降低血压。又如人参干燥浸膏，20mg/kg 连用 3 天可增强学习记忆能力，但剂量增大，效果反而降低。柴胡对水负荷的大鼠灌服 400mg/kg，能抑制排尿，大剂量 800mg/kg 则能促进排尿。厚朴煎液对家兔、豚鼠及小鼠离体肠管活动，低浓度有兴奋作用，高浓度则转为抑制。

2. 整方的量变致反　复方中也存在由剂量改变而产生的双向调节作用。如芍药甘草汤低浓度可刺激胃肠蠕动，高浓度抑制胃肠蠕动。大剂量的大承气汤可使感染模型小鼠的胸腺指数、脾指数及血清溶血素生成减少，而中、小剂量则使之增高。

（四）量变致毒

量变致毒指方药剂量超过一定范围后，产生毒副作用的现象。如一妇女由于闭经服用益母草200g，造成多脏器出血性休克、急性肾衰竭，抢救无效死亡。又如常用中成药牛黄解毒片，成人日用量9片，有人擅自增加服用量为成人量的3倍，造成砷盐中毒。

剂量与方药的疗效和毒性密切相关，为确保临床用量安全，应遵循服药不宜过量、时间不宜过长的原则。若需长期服药，还应定期检测相关安全性指标，如肝肾功能、心电图等。

第三节　方药量效学的主要研究内容

方药量效学研究包括两个重要的范畴，第一是以医生对疾病状态把握（神）为前提的随证施量规律，即"以医为本体"的用量策略；第二是以机体对方药反应度（形）为根据的剂量阈科学内涵，即"以药为本体"的剂量规律。在方药量效关系中，随证施量又包括"病量效"和"证（症）量效"关系，而剂量阈包括"方量效"和"药量效"关系。其中，在方药量效关系中，方的决定者是医生，遣方用药的对象是患者，医生根据患者病情随证施量的策略更接近具有哲学性和艺术性的思辨过程，可归属于形而上的哲学范畴；而方药是一种有科学物质基础的有"形"物质，与医生随证施量策略相对应，可归属于形而下的范畴。

一、"以医为本体"的用量策略

1. 用量策略　用量策略指医生为追求最大疗效，通过长期思考和总结得出的最佳用量方案的集合。从理论研究层面，通过文献收集、整理，数据挖掘等方法，对古人及现代医生的方药用量经验进行系统梳理和挖掘，总结方药"随证施量"的规律，形成"以医为本体"的方药剂量理论。

中医医生临证遣方用药之风格各异，有的以重剂为长、有的善用轻量、有的偏好精方、有的倾向围方。怎样的方药用量策略才更有保证？大致可以归纳为因病施量、因证施量、因方施量、因药施量几个方面。

（1）因病施量：剂量的确定应考虑疾病的种类及病势的不同，例如，发热时柴胡用量大以退热，气虚下陷时，柴胡小剂量配伍他药可有升提之效；危笃重症时，需防顷刻间病势突变，用量往往要大，方能力挽狂澜；而病势和缓者，病情相对稳定，甚至较长一段时间内不会发生变化，故用量亦可平缓，求缓慢之中而渐收其功。

（2）因证施量：剂量的确定要考虑患者的症状、体征、指标、体质、年龄、性别，主要概括为随症施量和因人施量。一般情况下，同一疾病，症状轻者，用量宜轻；症状重者，用量宜重。对老人、小儿的用量要小于中青年，体质强壮者，耐受力强，用量宜大；体质虚弱者，不胜药力，故用量宜小。对孕产妇用药，剂量更应谨慎。

（3）因方施量：主要包括"因制方大小施量"和"因剂型施量"两方面。制方大者，药味繁多，作用广泛，适合慢性病调理，用量宜小；制方小者，药味精简，作用集中，适合治疗急危重症，用量宜大。剂型不同，用量不同。一般汤剂用量较大，煮散次之，丸散（服散）膏丹，用量较小。

（4）因药施量：剂量的确定应考虑药性、药效、配伍、服药方法及服药反应等诸多环节。以《神农本草经》药物三品分类法为据，药有上中下三品，上品药多为药食同源药物，可多服久服，亦无大害，如山药；中品药无毒或有小毒，具补养及治疗疾病之功效，用量可酌情放宽，如半夏；下品药多有毒或药性峻猛，治病用量应谨慎。临床上，常需根据患者服药后的反应调整用量，"不效增量""中病即止"或"中病即减"。

此外，临床中尚有急病策略、慢病策略、三因施量、以知为度、中病即止、渐增药量、渐减药量、始量－中量－尾量、叠加药量等方药运用策略以提高临床有效性并保证临床使用的安全性。

二、"以药为本体"的剂量规律

1. "以药为本体"的剂量规律研究　是"以药为本体"的量效关系规律的探索，反映的是药物与机体作用的客观结果。即阐释方药剂量与病证效应变化关系及其影响因素的作用规律。当病、证、方、药确定后，其方药的"量"是决定"效"的关键因素，并有最佳的剂量范围。当病、证、方、药中任何要素发生变化时，其"剂量阈"与"治疗窗"均会受到影响，而产生相应的变化。从科学内涵层面，采用现代科学技术，通过临床与实验相结合，系统深入地研究方药剂量规律，阐释中药方剂"治疗窗""剂量阈"的科学内涵，形成"以药为本体"的方药剂量理论。

2. "治疗窗"和"剂量阈"

（1）治疗窗：每一味中药或每个中药复方有很多的适应证，对每一个适应证的药物用量是不同的，对某个适应证所采用的剂量就构成了这味中药对某个适应证的治疗窗。

（2）剂量阈：中药剂量不是一个固定的值，而是一个范围，在治疗不同疾病或在不同处方中，药物的使用量是不同的，这个范围就称为中药的剂量阈。

（3）治疗窗和剂量阈的关系：治疗窗要比剂量阈窄，也就是说每味中药或中药复方的剂量阈是包含了该药或复方中很多适应证的治疗窗。换言之，也就是说每味药或一个中药复方只有一个剂量阈，但可能会有多个针对不同治疗目标的治疗窗。治疗窗是针对不同治疗目标或症候群所采用的最佳剂量范围，剂量阈是指中药或中药复方的总体的最佳治疗剂量范围，包含多个治疗窗。

综合而言，方药用量受到许多因素的影响，包括药材产地及质量、药物炮制、药性、方药的剂型和煎煮方式，患者的年龄、性别、体质，疾病的轻重缓急，患者服药后的反应，甚至患者所在地域、发病季节等。

第四节　方药量效学的研究价值和学习方法

一、方药量效学的研究价值

没有一定的量，就没有一定的质，也就没有一定的效。对量的运控能力，是衡量一个医生临床水平的重要尺度，能把握症、证、病之进退，精准地把握用量，是一个医生成熟的标志。"量化"对于一套思维体系、一门学科的应用与发展更是至关重要。

中医临床治疗疾病是一个有方、有药、有量的辨证思维过程。现阶段，合理选方、合理用药理论及相关研究已较系统。自古有云"中医不传之秘在药量"，方药剂量直接关乎中医的临床疗效。但是，长期以来，由于对方药剂量理论缺乏深入、系统的研究，使其始终停留在传统、模糊的描述阶段，一直未取得突破性进展，在临床合理选择剂量、安全有效用药方面仍缺乏科学支撑和理论依据。因此，方药量效关系研究的滞后，已经成为制约中医药疗效提高的突出而关键的科学问题之一。

迷失的经方本原剂量、过于保守的中药剂量阈、未成系统的方药剂量理论已经在一定程度上影响了临床医生识量和用量的水平。量效关系研究的目的，是阐明药物剂量与疗效之间的关系，为新药研发、剂型评价、临床用药提供重要依据。从量效关系中可以得到阈剂量（最小有效量）和治疗窗（产生治疗效应的药物浓度范围）等重要参数。但对于效应成分不清晰的中医方药，量效关系研究还是一个崭新的课题。方药量效学是近年来兴起的一门新兴学科，它的研究范围很广，从基础到临床，从医学到药学，其研究目的是指导临床合理用量，在保证安全性的基础上，进一步提高临床疗效。

方药量效关系研究，是一个全新的领域，可谓是一片"蓝海"。它将开启一扇窗门，揭开疗效之秘；它将丰富辨证论治的内涵，在科学与哲学之间架起一座桥梁；它将成为一个新的学科，为医学和药学、中医和西医、基础和临床乃至多学科合作，搭建一个平台；它将引领中医，走向量化时代。

然而，和西药成熟的量效关系研究相比，中医的方药量效关系研究，是一个巨大难题。多大的量起什么样的效，要达到明确、可衡量的目标，才能够有针对性地指导临床，是中医药现代化的所亟待解决的问题。它不仅要研究科学层面的剂量阈，还必须研究哲学层面的随证施量；它涉及现有的医疗规范、药典法律，也涉及传统的用药习惯。

2010 年以来，通过国家 973 计划"以量 – 效关系为主的经典名方相关基础研究"项目支持，方药量效关系研究取得了系列成果。在文献研究中，经过大量文献及实物考证，明确了经方剂量折算标准"1 两 =13.8 克"，解决了数千年来经方本原剂量的迷失与疑惑。在绘制并分析临床常用中药 2000 年用量流域图的基础上，进一步阐明汉唐"大剂量、宽范围"和宋以来"小剂量、窄范围"的普遍特征，指出"大剂量、宽范围"的用量更加适合复杂临床疾病的需要。采用临床研究与基础研究紧密结合的模式，开展了葛根芩连汤、麻杏甘石汤、大黄附子汤、大承气汤、复方丹参滴丸量效关系的研究，从不同病种（急、重、危、难）及不同剂型（统一煎煮汤剂、传统煎煮汤剂、中成药）等角度，首次证明了中医方药存在量效关系，且具有较宽的剂量范围。从而在"以医为本体"和"以药为本体"的基础上，进一步提出方药用量策略：二维（人、药）三级（急、慢、预）六要（症、证、病、方、药、毒）十二策。通过多学科交叉联合，方药量效研究技术体系已初步形成，即剂量设计效应采集－量效拟合－量效参数数理。通过追溯宋代煮散工艺，从汤药煎煮的角度探讨影响方药量效关系的因素，并明确了煮散对于节省药材的明显优势。同时，在一系列研究基础上，注重安全性与疗效的平衡，关注方药剂量相关的安全性监测等。

二、方药量效学的学习方法

方药量效学是一门应用性很强中医学科，与指导临床安全有效用药息息相关，在学习中既要广泛涉猎各个学科知识，还应注重理论与临床实践相结合。

1. 掌握中医基本理论知识　学习方药量效学首先要有坚实的中医基本理论知识，系统学习并掌握中医基础理论、中医诊断学、中药学、方剂学、中医内科学等中医课程内容，了解中医对疾病的认识，熟悉辨证论治过程，在掌握理法方药的基础上，学习方药用量策略，进一步精准化使用方药。

2. 注重中药现代药理研究成果的学习　现代中药药理研究成果应用于临床，不仅可提高临床疗效，也是成果验证的最佳途径。中药药理研究基于西医学的病理生理展开，针对疾病，靶点明确，为辨病论治提供了有力武器。通过对现代药理研究的有效成分、组分所属的原药材进行临床回归，进而在临床中探索原药材的有效剂量，即可将辨病、辨证、现代药理、传统药性整合于现代中医临床诊治思维中，进而提高辨病治病疗效。同时对有效成分、组分的传统药性回归研究，又可丰富和完善传统药性理论。此外，还应多关注中药毒理学研究，注重量效毒关系，保障临床安全性。

3. 注重古代中医文献的学习　从文献研究角度了解方药剂量的历史变迁，通过对度量衡的认识，了解不同时代方药剂量的变化，是学习古典医籍如何临床指导用量的基础。历代医家在方药量效关系方面获得的经验、研究成果，包括他们对方药量效关系的理解与认识，都反映在古今文献中。所以，对古今文献进行深入细致的学习和研究，总结古代医家经验，挖掘成果，探讨其科学内涵，并在此基础上建立系统的方药剂量理论，这对于提升中医理论水平，有效地指导临床实践，提高临床疗效，都具有十分重要的意义。

4. 掌握方药用量策略，辅以临床实践　方药用量策略是指导临床实践的重要利器，不仅需要深入学习了解相关用量策略的理论知识，还需熟练用之于临床实践才有价值。所以，在临证学习的过程中，用量策略的学习应与医案的研读相结合，并注重跟师门诊。此外还应多阅读古今名医医案、名家验案等，汲取百家用药之长，从而指导临床，不断提高临床疗效。

方药量效学是一门新兴学科，对医学生和中医师的临床实践具有重要指导价值，而对于中药学等其他致力于中医药研究的同仁，有助于从剂量角度完善中药和方剂学的研究，并为研究方法提供借鉴和参考。方药量效学目前还不完善，有很多未解之谜，需要更多的医师和研究者不断的努力，综合各学科方法去提升和扩展，对促进中医药理论的发展具有重要意义。

参考文献

［1］江明性．药理学［M］．第 4 版．北京：人民卫生出版社，1996．

［2］高学敏．中药学［M］．北京：中国中医药出版社，2002．

［3］张岩，焦拥政，刘峰，等．方药中与"效"相关的"量"的概念解析［J］．中医杂志，2011，52（21）：1813-1815．

［4］关德祺，丁安伟．中药有效成分的不同概念［J］．中华现代中医学杂志，2005，（2）：119-121．

［5］常惟智．中药用量变化对方剂配伍的影响［J］．辽宁中医杂志，2011，38（6）：1077-1078．

［6］傅延龄，杨琳，宋佳，等．论方药的服量［J］．中医杂志，2011，52（1）：8-11．

［7］王亚红，张瑞芳，王雅哲．影响中药复方汤剂药效的因素及中药复方汤剂发展前景［J］．药学服务与研究，2004，4（1）：77-79．

［8］郑卫红，陈超，钱京萍．复方细辛镇痛作用的量效关系和急性毒性研究［J］．新疆中医药，2003，21（4）：10-12．

［9］杨悦娅．芍药甘草汤的应用与药理研究［J］．中医药研究，1991，2（2）：47．

［10］南艳宏．影响中药剂量的几个因素［J］．中外医学研究，2011，9（22）：75-76．

第二章　方药量效研究思路与方法

中医方药量效关系，是以中医理论为指导的方药剂量与疗效的关系。方药量效关系研究是一个崭新的课题。虽然，化学药的量效关系有清楚的定义和成熟的研究模式，但是中药复方与成分明确的化学药物相比，由于其药物成分复杂，药物作用靶点广泛，临床给药灵活多变，故其量效关系具有更加复杂的特点。创建符合中医方药应用特点的量效关系研究方法，揭示中医方药功效与用量之间的关联规律，具有重大的临床价值。

第一节　方药量效研究的总体思路

中医方药量效关系研究是一个庞大的系统工程，必须联合中药学、药理学、化学、流行病学、循证医学、数学、统计学、复杂性科学等多学科，多角度交叉，以"临床－基础－临床"的转化医学研究理念，开展相应而系统的实验研究。方药量效关系研究的总体思路是：以经典名方为示范，建立以临床评价为中心，集成文献、临床、药效、药效物质基础、超分子构造多学科、多层次量效关系研究模式。在研究过程中应当坚持以下策略：

一、以经方为示范

经方特指东汉张仲景《伤寒杂病论》所载方剂，以药少而精，药专力宏为特点，至今在临床仍然广泛应用，方药量效关系的研究应坚持以经方作为研究载体，开展示范研究。

二、以临床疗效评价为核心

临床研究直接反映了在实际应用中方药的量效关系，是评价中药用量合理性的最佳和最终方法，方药量效关系研究如果脱离临床，缺乏症、证、病的对应性，研究结果则成为了空中楼阁，所以基础研究最终需要实现临床回归。

三、以文献研究作为支撑

文献是临床研究和实验研究的基础，通过文献研究，总结分析历代中医临床用药经验，凝炼、完善中医方药剂量理论，以指导临床和实验研究。

四、以实验研究作为临床研究的必要补充

临床疗效评价由于周期长、费用高，以及伦理学等问题，很难设立很多剂量组，全面系统的展现方药量效关系，故应建立以临床疗效评价为中心，结合药理、药效学研

究，探索最佳剂量范围，阐释"量"和"效"的科学内涵。

五、多学科合作策略

以临床研究为桥梁，引入数学、物理学、计算机技术、系统生物学、代谢组学、网络药理学、多维数据挖掘等前沿科学技术，全面系统地展现方剂量效关联，建立能够有效沟通"量"与"效"的研究方法。

六、开展量效毒关系研究

在量效关系研究中遵循安全性与有效性的统一，探索安全范围内的最佳有效剂量。

第二节　方药量效关系的文献理论研究思路与方法

在进行方药量效关系研究时，药理、药效等实验研究和临床试验是十分重要和必要的手段。不过，实验研究和临床试验也有一定的局限性，并不能回答方药量效关系研究面对的所有问题。方药量效关系研究的所有科学问题大都是由文献提出的，也能在文献中找到基本的答案。离开文献与理论研究，方药量效关系的动物实验和临床试验将失去方向。所以，对古今文献进行深入细致的整理和研究，挖掘成果，探讨其科学内涵，并在此基础上建立系统的方药剂量理论，这对于提升中医的学术水平，有效地指导临床实践，提高临床疗效，对于选择今后中医科学的研究方向，都具有十分重要的意义。

经方是我们进行量效关系研究的切入点，《伤寒论》成书于东汉末年，由于朝代更替，度量衡历经演变，经方本原剂量在传承过程中迷失，变成了一个历史谜团。方药量效关系文献和理论研究的主要内容应当包括经方本原剂量考证、方药剂量发展变化历史研究、证 – 量 – 效关系研究、方剂结构与量效关系研究、方药量效关系影响因素研究、随证施量原则（用量策略）研究、方药临床用量控制策略与方法研究等。文献研究就方法而言，具体如下：

一、基于综合逻辑考证法的经方本原剂量研究

对经方本原剂量的考证不能仅仅采用文献研究的方法，应综合度量衡演变历史的研究，经方所载药物实物称量、古今煎煮方法的比较，不同煎煮方法有效成分溶出率的比较。通过文献、度量衡、药物用量演变历史和实验研究等途径，考证出经方本原剂量。

二、基于多层次文献挖掘的方药用量策略研究

基于数据挖掘的用量特点研究和"隐性"用量策略。"隐性"用量策略主要通过临床处方反映，因此数据挖掘技术适合对处方用量特点进行分析，包括单味药剂量、整方剂量、药物之间的配伍剂量。采用系统聚类方法研究方药的配伍剂量，将药 – 量 – 药物功效等结合，探索方药用量规律，总结出"隐性"方药用量策略。

基于文献"聚类"的用量策略研究和"显性"用量策略。"聚类分析"（clustering

analysis）思想源于统计学，是一种将随机现象归类的统计学方法。聚类检索是在对文献进行自动标引的基础上，通过一定的聚类方法，并把相似度较高的文献集中在一起，形成多个不同的文献类。根据不同聚类水平的要求，可形成不同聚类层次的类目体系。医生开具的处方用量大多带有个人色彩，其思维过程属于经验过程，是一种"悟性"，难以提炼。文献"聚类"可以在无数"个性"中寻求"共性"，为总结归纳不同医生的经验提供了一种思路。

三、以经方方药用量策略为示范的多层次文献挖掘方法

经方用量策略研究可分为两个部分（图 2–1）。第一部分是对《伤寒论》及《金匮要略》原文的研究；第二部分是对后世医生经方验案的研究。构建以经方为示范的方药用量策略池，获得所有方药用量策略的集合。策略池中的条目包含了上述研究形成的全部"隐性"和"显性"方药用量策略，并采用"聚类"思想"合并同类项"整理归纳所有原始条目；通过专家咨询或问卷等方法对策略池中的条目进行权重赋值，判定每一个条目在用量策略中的应用价值，同时可应用头脑风暴、德尔菲法等对用量策略的表述方式进行优化。最终形成的方药用量策略池以作为临床医生处方用量的重要参考。

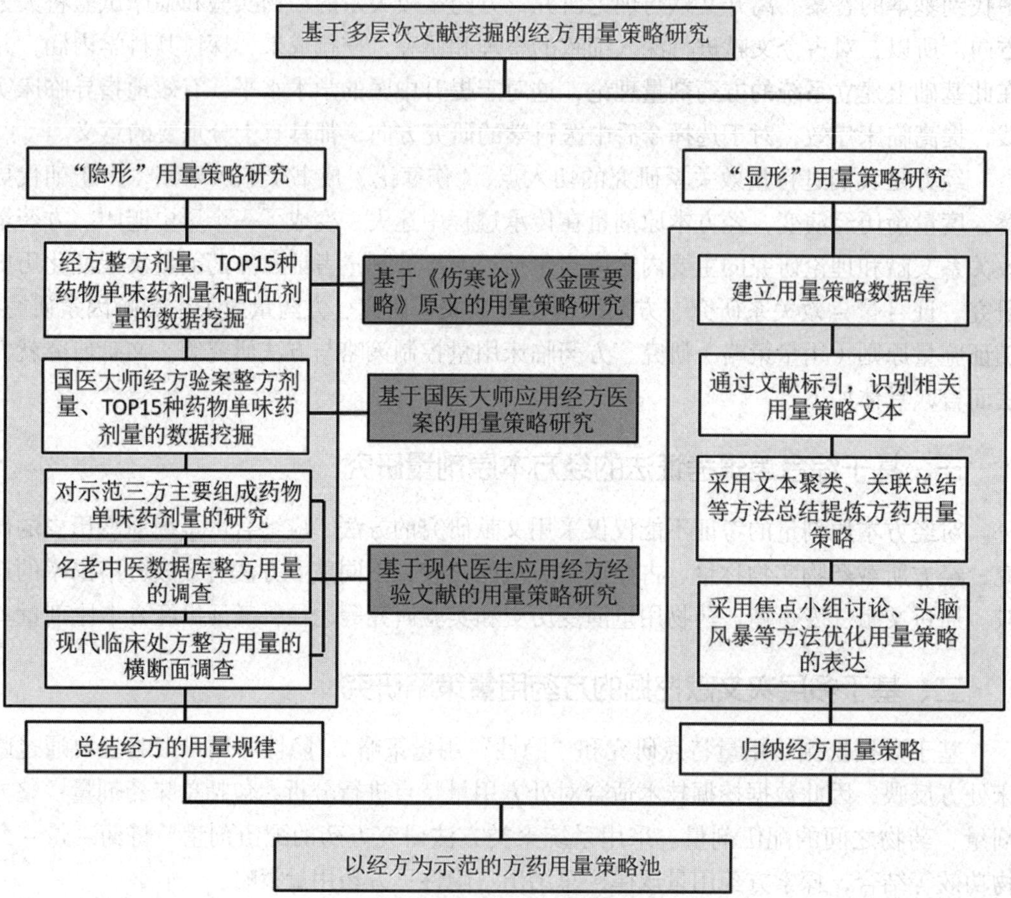

图 2–1　经方用量策略技术路线

第三节 方药量效关系的临床研究思路与方法

现阶段主要通过文献考证、实物考证已基本明确了古今度量衡的换算，但因古今疾病谱、时空环境、人的体质、药材质量等多方面因素的不同，文献考证的结果不能直接应用于现代临床。因此，临床问题终究需要在临床研究中才能得到解决。建立以临床疗效评价为核心的方药量效关系研究方法，确定符合现代临床实际的古今度量衡换算方法，是复方量效关系临床研究的主要方向。

方药量效关系的临床研究过去多集中在经验积累和个案分析阶段，随着中医学向循证医学的转变，客观上要求用循证医学的方法对中医临床疗效进行研究与评价。量效关系的临床研究所关注的是不同剂量的中药或复方对有效性和安全性的影响，目的在于明确中药或复方的治疗窗和最合适的用量。

就方法而言，目前常用的方药量效关系的临床研究方法有如下三类：

一、基于个案分析的方药量效关系研究

病案是中医学术继承和研究的重要载体，是历代名医临床智慧和技能的生动写照，又是中医理法方药量综合运用的详实记录，对后人提高临床思维和诊疗水平具有启迪作用，也为现今中医的医史文献研究、临床研究、实验研究等直接或间接提供了广泛素材。个案的总结与研究是量效关系临床研究最直观的方法之一。

例如川乌和草乌是有毒中药，有较强的补火助阳、散寒逐湿之效，《中国药典》规定的最大剂量是 15g。病案报道仝小林教授曾使用乌头汤合黄芪桂枝五物汤加减治疗重度糖尿病周围神经疼痛，其中制川草乌用量从 30g 逐渐增加至各 120g（先煎 8 小时），治疗 6 个月，患者疼痛明显缓解，且未发现不良反应。体现了"重剂起沉疴"的用量策略。个案中往往详细记录了方药剂量的选择、剂量调整的依据、剂量使用时间、治疗的结局，及起效的快慢，便于后续重复试验的开展。

二、基于循证医学的方药量效关系临床研究

基于循证医学的方药量效关系临床研究，要求按照"随机、对照、双盲"的原则开展多中心的剂量平行对照临床研究，以获取高级别的循证医学证据。研究过程可参考《药物临床试验管理规范》（GCP）。复方量效关系的临床研究常选用经典名方作为对象，临床研究所关注的不同剂量的中药或复方对有效性和安全性的影响，通过研究确定经方发挥疗效的最佳剂量，为临床合理用药提供科学依据和理论支撑。在临床研究的实施中，选择的效应指标应该是反映临床结局的特异性指标，且具有客观性、可测量性、可重复性等特点；研究中受试人群的病种应相对较单一。方药量效关系临床研究的实施具有两个关键点：一是盲法的实施；二是根据经方本原剂量进行临床设计和验证，从而在更宽的范围内寻找合理用量。研究包括整方量效关系研究和不同剂量水平配伍的方药量效关系研究两个阶段。

1. 整方量效关系的临床研究　整方量效关系研究指方剂中药味之间的剂量比例固定，通过整方剂量的调整，以观察复方不同剂量对疾病的治疗作用。基于国家 973 计划，仝小林课题组以经方为示范，开展了葛根芩连汤治疗 2 型糖尿病，麻杏石甘汤治疗小儿肺炎，大承气汤治疗急性不全性肠梗阻等多项随机、双盲、多中心、剂量平行的整方量效关系临床研究。研究在剂量设置上，傅延龄教授通过综合逻辑考证法得出经方 1 两约折合 13.8g，以此为依据临床研究高剂组首次还原经方的本原剂量，按照经方 1 两折合 15g 设立，低剂量组按经方 1 两折合 3g 设立，中剂量组为 1 两折合 9g 设立。值得注意的是，高剂量组首次打破了教科书和《中国药典》的常规剂量范围，弥补既往临床研究剂量范围过窄的不足，旨在从更宽的剂量范围内寻找到最适合的临床用量。研究结果表明中、高剂量组疗效明显优于低剂量组和安慰剂组，具有统计学差异；而中剂量和高剂量组之间无统计学差异。由此证实中医复方确有量效关系。此外，开展了煎煮法研究，发现现代常规煎煮法（两煎法）的有效成分溶出率低于经方原本煎煮法，经方本原剂量应用现代煎煮方法会导致药材一定程度的浪费。综上，依据临床、药理和煎煮研究结果，提出在急危重难疾病中经方 1 两折合 9g。

2. 不同剂量水平配伍的方药量效关系临床研究　在实际临床中，医生往往根据患者主病、主证和主症的不同，灵活地调整处方中君臣药物间的剂量配伍，以获取最优的临床疗效。这种不同剂量水平配伍的方药量效关系研究是较整方剂量研究的更高级阶段，主要包括君药剂量变化的效变规律研究和臣药剂量变化的效变规律研究。

（1）君药剂量变化的效变规律研究：君药是指方中对主病起主要治疗作用的药物。辨证论治是中医的精髓，基于共同证候下的异病同治是实现古方新用的基础。随着人类疾病谱的变化，经方应用于现代疾病治疗时，需要重新考量君臣药物的剂量配比关系，并通过研究加以证实。

例如，葛根芩连汤本为治疗胁热下利而设，现将其用于糖尿病的治疗取得了良好的疗效，肠道湿热证是葛根芩连汤实现异病同治的证候基础。原方中葛根为传统认识的君药，现代研究表明黄连有降糖作用，因此用此方治疗糖尿病时，可将黄连作为药理效应的君药。基于此，研究者在整方其他药物剂量固定的情况下，分别改变葛根、黄连的剂量，以评价该方对降糖效果的影响。研究采用随机、双盲、多中心设计，纳入 2 型糖尿病肠道湿热证患者 240 例进行为期 12 周的临床研究，结果表明，黄连与糖化血红蛋白降低幅度的线性拟合更好，以黄连为君药的实验组在降糖上具有更好的量效关系。提示葛根芩连汤在治疗糖尿病时，当以黄连为君药。

由此可见，在证候确定的前提下，当主病发生变化时，君药需重新确立；在证候和主病确定的前提下，君药剂量变化会影响整方的疗效。由此可见，证变量变复杂情况下，"随病定君"是临床用量策略之一，可以提高临床疗效。

（2）臣药剂量变化的效变规律研究：臣药是指方中对主症起主要治疗作用的药物。复方中针对不同的症状会设立多个臣药，当症状主次表现变化时，臣药的剂量当进行相应的调整。例如麻杏石甘汤中，石膏与退热关系密切，杏仁与止咳关系密切。基于此，研究者在臣药剂量变化规律的临床研究中，将整方其他药物剂量固定，分别改变石膏、杏仁的剂量，以评价臣药剂量改变与相应症状改善之间的关系。研究采用随机、双盲、多中心临床研究，发现随着石膏剂量的增加，完全退热时间缩短；随着杏仁剂量的增加，止咳时间缩短。同时，基础研究的结论也印证了临床研究的结果。

由此可见，在证候、疾病和主方确定的前提下，某一症状凸显时，对症药味的剂量需随之调整，可以加速缓解相应症状。

3. 随症施量策略研究　当患者的病证及方药确定之后，临床医师在治疗过程中常常根据患者病情的轻重，灵活地进行药量调整，这种动态变化的给药方法，称为"随症施量"策略。这一策略突出了中医个体化治疗的特点，是一种"以人为本体"的临床用量策略。"随症施量"一直是存在于医生脑海里的主观概念，开展"随证施量"临床研究是方药量效关系研究的重要组成部分和创新之举。

已有的研究首先通过对《伤寒论》《金匮要略》等文献挖掘、医患问卷调查研究和既往临床研究数据再挖掘，得出"随症施量"的三个关键要素，即指标、时机或拐点及药量变化，形成临床研究方案。随后以葛根芩连汤治疗 2 型糖尿病的临床研究为示范，对"随症施量"策略进行了验证。在以葛根芩连汤治疗 2 型糖尿病的临床研究中，当随症施量组患者空腹血糖下降幅度大于 0.5mmol/L 时，维持原剂量；当空腹血糖下降幅度小于 0.5mmol/L 时，增加剂量，共观察 12 周，结果显示，随症施量组空腹血糖降低幅度大于不随症施量组，说明随症施量能提高临床疗效。

三、基于"真实世界"的方药量效关系研究

真实世界研究（real-world study，RWS）是流行病学发展的最新进展和研究思路，真实世界研究对用药不进行干预，针对实际的用药情况开展研究，更倾向于在大样本量和广泛受试人群的基础上，开展长期的随访研究，结果最能反映实际用药结果。中医一直遵循从临床中来到临床中去，不断总结经验，提高理论水平和临床疗效的发展过程。中药及其用量策略就是在实际的人群中，不断实践和积累经验而产生的。利用临床产生的实际病例资料，开展真实世界临床研究，可以不断发现其中有价值的经验知识，进行推广应用，从而回归临床，提高疗效。现阶段开展的基于真实世界的方药量效关系研究主要有以下几个方面的尝试：

1. 基于全国中医医生横断面调查及经验访谈的经典方剂量使用规律研究　黄璐琦团队开展临床饮片用量的调研，在全国范围内收集门诊汤剂处方 43 万余张，构建中药饮片用量数据库。研究明确了 300 味常用中药的中医临床用药频次、相应的用量范围。研究为深层次的原因分析，进一步细化药物对不同疾病的不同用量，总结规律提供了基础和依据。有学者开展了基于半结构式访谈和多阶段随机问卷调研的中医临床方药量效关系研究，对 9 位国医大师进行了中药剂量使用与调控心得的访谈，其中对大剂量用药和有毒药物使用不良反应的调控策略进行了总结，为临床医生中药用量提供了中药参考。

2. 基于临床科研信息共享系统采集数据挖掘研究的经方量效关系研究　中医医疗与临床科研信息共享系统已在国家中医临床基地为主的医疗机构得到应用，为真实世界中

医临床研究的实践提供了技术平台。基于此,仝小林团队开展"全国不同地区中医院日门诊处方用量分析",对当代医生和仲景处方用药情况进行比较,考察了仲景方剂 250 首,国医大师方剂 1005 首,现代名老中医方剂 5 万余首,某三甲医院方剂 59 万余首,发现仲景单剂平均用药 4.61 味,国医大师 10.83 味,现代名老中医 12.13 味,某三甲医院门诊 14.64 味;整方平均剂量仲景为 113.9g,国医大师为 127.43g,现代名老中医为 178.17g,某三甲医院为 206.18g。说明仲景用药特点为药少而精,药专力宏;当代用药特点为整方药味多,单味剂量小。

3. 建立方药剂量与量效关系信息数据库 借助现代科研医疗信息共享系统,以及"大数据"的现代信息技术研究手段,建立方药量效关系研究数据库,分析临床实际中医师的剂量使用规律和量效关系。这些研究为常用方药的剂量轨迹研究和中医剂量理论的构建提供基础数据支撑,并为揭示中药在当代临床的常用剂量范围,剂量应用策略提供重要的基础。

第四节 方药量效关系的实验研究思路与方法

临床中,药物在方剂中所能采用的剂量范围称为剂量阈。而针对治疗目标所采用的最佳剂量范围,称为治疗窗。因此,一味中药只有一个剂量阈,却可以存在多个治疗窗,剂量阈包含多个治疗窗。对于中药复方剂量也存在着一定的剂量阈和治疗窗,而且更包含辨证论治思想,而非简单的药量。探索复方的剂量阈和治疗窗,对临床的指导意义也更大。

实验研究是方药量效关系研究的重要方面,临床研究难以完成的,在药物的研究或新药研发过程中,必须通过实验研究进行补充。实验研究可以设置多个剂量组,对于寻找方药剂量的剂量阈和治疗窗,绘制量效关系曲线具有重要的意义。与方药量效关系的临床研究比较,实验研究方法更为成熟。在一定的剂量范围内,从最小起效剂量开始,探索最小致毒剂量,进行方剂量效曲线关系及量毒关系的研究;在疗效和安全性之间,寻找最佳量效关系,使我们能够更准确地把握中药复方的治疗窗。

现有多项量效关系研究开展,涉及中药有效成分、单味药、复方汤剂、中成药、中药注射剂、外用药等多个剂型。实验研究还可探讨药物的时 – 效、量 – 毒等关系。此外,实验研究可以联合中药学、药理学、药物化学、分子生物学、代谢组学等不同学科,对量效关系背后的深层机制进行揭示。就方法而言,具体如下:

一、复方总剂量与疗效关系的研究

在中药复方量效关系实验研究中,固定复方的各中药间的剂量比例,分别设立了多个剂量组,观察剂量与疗效之间的关系,体现的是药味药量同增同减的变化和疗效的关系。在剂量组的设置上,可以根据需要设置多个剂量组,弥补了临床研究剂量设置梯度上的不足。

目前通过方药量效关系实验研究得出的方药量效关系的表现形式呈现多样性、复杂性,可以用量效曲线来表达。与药物成分及其作用机制有关,较单一成分化学药物的量效关系模式更为复杂,其主要形式有量增效增、量增而效先增后减及"量效关系多波折"。

量增效增，即在一定范围内，中药临床疗效随着剂量的增加而增加，呈正相关关系。量增而效先增后减，即在一定剂量范围内，中药临床疗效随着剂量的增加而表现为先增强后减弱的趋势。"量效多波折"关系即在一定剂量范围内，方药剂量与效用之间有一定的量效关系，但不是单纯的线性或抛物线性关系，而是一种多波折曲线的关系。量效关系的复杂表现可能与治疗疾病及选取的生物效应指标和症状有关。

二、复方配伍剂量变化与疗效关系的研究

复方药味间剂量比例的变化是决定复方治疗的症状群、药力、方向的重要因素。复方配伍的量效规律研究是针对方中中药比例的变化、比例变化程度与疗效的研究。研究在固定复方药物的前提下，根据不同的主症改变药物之间的剂量比例，探索复方最佳的剂量配伍关系。通过中药复方中的各药剂量组成的变动，比较整方剂量的变化。

例如，多项研究表明黄芪：当归为 5 : 1 的比例时具有良好的造血功能。对麻杏石甘汤不同剂量配伍的药效学研究发现，在治疗哮喘时《伤寒论》原方的剂量配伍最佳；在以咳嗽为主要表现时，重用杏仁对疗效影响不大；以发热为主要表现时，重用石膏可以提高临床疗效，且石膏重量是麻黄两倍时疗效最佳。

三、复方时间量变化与疗效的关系

量效关系研究也包含时间量效的问题，一定组成和剂量的方剂在不同时间应用产生的疗效是不同的，只谈剂量而忽略时间是不全面的。时间量效的研究内容包括给药时间的间隔、给药时间的长短、固定剂量使用的最佳的疗程，以及随着时间的延长疗效的变化问题。

单次给药的剂量乘以时间长短，即剂量的时间累及效应。有时候某个剂量给某个时间量，不一定有效用变化，而剂量不变，随时间量的改变，也许就会产生一定的量效关系，这就是时间量效关系。有研究者采用小鼠悬尾实验方法观察不同给药剂量及不同给药时间下，抗抑郁复方对小鼠不动时间的影响。结果为连续给药 21 天，与给药 7 天、14 天比较能明显缩短悬尾小鼠的不动时间，提示时间量效的一个递增结果。

四、拆方、合方与疗效关系的研究

方剂是药味药量的有机结合，诸药之间有协同、拮抗的作用，药味药量的增减均会影响方剂的功效。在拆方、合方实验中，涉及的不但有药的变化，同时也有量的不同，如方剂中去掉一味药后，或者总剂量发生了变化，或者方剂量比发生变化，均可能导致疗效的改变。在众多的拆方、合方实验研究中，多数实验研究的结论为全方作用优于拆方及其他药味的作用，这也体现了中药复方是一个有机的整体，更能体现中医药治疗的整体观念。如在六味地黄汤及其拆方的配伍规律实验研究中得出六味地黄汤全方配伍功效是优于其他各配伍组合的。

五、基于代谢组的中药复方量效关系研究方法

代谢组学是后基因组学时代最重要的系统生物学技术之一，主要是定量测定生物系

统因病理生理或基因改变等刺激所致动态多参数代谢应答。代谢组学能够准确、灵敏地反映生物体系的整体功能状态，且这种整体效应在动态变化的同时具有剂量相关性。由此，通过对内源性代谢小分子整体检测，利用代谢网络变化整体效应评价生命体的整体状态，为方药量效关系研究提供新的思路与方法。

如以代谢组数据获得的葛根芩连汤治疗胃肠湿热证 2 型糖尿病量效关系的剂量阈为例，研究者以链脲佐菌素造糖尿病大鼠模型，应用代谢组方法表征葛根芩连汤对模型大鼠整体效应，探索中药复方整体效应评价和量效关系研究方法。研究中葛根芩连汤按《伤寒论》中葛根芩连汤的处方组成与比例配伍。葛根芩连汤分别按照 1 两 =1、3、5、7、9、11、13、15、17g 经过人与大鼠的剂量换算给药，干预 12 周。中药复方对相应疾病模型动物影响的量效曲线表现为倒 S 形，符合现代药物量效关系曲线特征。换算药物的量效参数，药物有效剂量范围与临床适宜用药具有一致性。

此外，通过探索复方不同剂量所引起的代谢网络的调控变化，对比不同状态下的代谢轮廓差异，可以发现潜在的生物标志物，推测中药复方作用的代谢网络及靶点群，从而评价复方不同剂量在体内所发挥的整体治疗效果，摸索最佳剂量范围，阐述方药的量效关系。实验结果展示了基于代谢组学的整体效应评价方法在中药复方的量效关系研究中应用的可行性，同时也展示了代谢组学在中药复方量效关系研究中的前景。

第五节　中药量效毒关系研究思路与方法

近年来中医药研究取得了许多成果，显示了中医药的巨大临床价值。安全是临床应用的前提，中药安全性问题更不容忽视。随着中草药在全球范围内广泛应用及药品不良反应监测体系的不断完善，中药相关不良反应 / 事件的报道呈升高趋势，特别是一些传统不认为有毒的中药也发生了不良反应 / 事件，诸如日本柴胡事件、新加坡黄连素事件，国内何首乌事件、延胡索事件等，社会对中药安全性问题的关注度很高，加强传统无毒中药安全性评价成为目前中药现代化战略中重要的研究方向之一。

由于中药成分复杂，许多中药在"量 – 效 – 毒关系"上尚无明确的分界点。应加强"量 – 效 – 毒关系"研究，以及效 – 毒的最优划界点，作为临床用药的参考。中医传统理论的辨证用药、随症施量、"有故无殒"等思想，在某种程度上是精准医学思想的先驱，以这些思想为指导融合系统毒理学、预测毒理学和精准医学思想和方法，开展方药剂量相关的安全性研究，构建关联临床病证的中药安全性评价新策略和方法，将对中药量效毒研究提供可资借鉴的新视角和新思路，有助于提高安全性评价的针对性、精准性和可转化性。就方法而言，具体如下：

一、中药量 – 时 – 毒关系的研究

中药安全性评价仍需参考和借鉴化学药安全性评价的研究模式，即主要以正常动物为研究载体进行毒理学评价。采用正常动物为模式评价中药量 – 时 – 毒关系、毒性损伤靶器官及各种潜在毒性风险等。此方法通常也适合于毒性较大或"量 – 时 – 毒"关系明

确中药的安全性评价。由于中药及复方的成分复杂，大多数毒性较小的中药也可以出现"量 – 时 – 毒"关系不明显的现象。

二、基于"有故无殒"思想的中药量 – 效（毒）关系研究

动物实验尽管是设计严格、结果精确的方法，但由于毒理学实验动物均为正常动物，"有病病受之，无病人受之"，健康人群和患者对药物的反应性及耐受性不尽相同，所以用正常动物研究安全性可能与临床实际有一定差距。

中医药传统理论认为中药通过"以偏纠偏"发挥作用，药物的药效与毒性是辩证统一的。《素问·六元正纪大论》记载："黄帝问曰：妇人重身，毒之何如？岐伯曰：有故无殒，亦无殒也。""有故无殒"思想为中药的量 – 效（毒）关系研究提出了一个独特研究模式，即在正常生理状态和不同病理状态机体的药理和毒理比较研究，可称为病理毒理学（pathotoxicology）。简单地说，就是在病理动物上评价药物毒性，并与正常动物个体平行对比，从而更准确地反映其应用于临床患者时的实际情况，并合理制定可能的"治疗窗"范围，为临床合理用药提供科学依据。

很多研究证实中药"有故无殒"现象是客观存在的，如附子对正常大鼠的心脏毒性强于肾阳虚模型和脾阳虚模型大鼠，内在机制上表现为附子对生理和病理状态大鼠心肌酶的影响不同；雷公藤多苷对正常大鼠的肝功能血生化指标的影响也大于关节炎模型大鼠。大黄在正常动物上表现出肾毒性，损伤部位主要在肾小管，损伤具有可逆性，蒽醌类物质为其主要毒性物质基础；大黄在模型动物上表现出肾保护作用，其中生大黄总提物和大黄䗪虫丸均可有效缓解 C–BSA 致免疫性肾炎大鼠的组织病理损伤，并呈明显量效相关性，但大剂量时疗效下降且表现出一定的毒副作用。

由此可见，机体在疾病状态下对药物的应答反应可能完全不同，因此在探讨中药量 – 效（毒）关系问题时，不能忽视病理模型上的研究。中医"有故无殒"思想为人们科学评价"有毒"中药的安全性问题及指导合理用药，提供了重要的思维启示。其研究结果对于研究中药量 – 效（毒）关系、指导临床合理用药具有重要参考意义。

此外，基于"有故无殒"思想，国内学者还提出了其他一些关于中药毒性研究的思路和假说，如中药"证治毒理学""辨证毒理学""辨证毒动学"，中药"证治药动学"等，均是强调在"证候"动物模型上开展中药毒性的研究，对丰富和发展中药毒理学理论提供了新思路和有益参考。

三、基于病证毒理学模式的量效毒研究

药物毒性分为固有毒性（intrinsic toxicity）和特异质毒性（idiosyncratic toxicity）两类，前者在临床前安全性评价阶段通过常规毒理学实验大多可以被发现，而后者往往在临床评价阶段才被发现，是当前药物上市后出现严重不良反应以及导致药物退市的主要原因。评价和预测药物特异质毒性是极具挑战的国际性难题，也是转化毒理学和精准医学发展的必然要求。中药（复方）已有数千年的人体应用历史和安全性经验，除小部分毒剧类中药为固有毒性外，大部分传统无毒中药的临床不良反应或与特异质毒性有关，

即其发生与临床疾病、证候、机体状态、体质等个体因素有关。然而，这些病、证相关因素在常规毒理学实验中往往难以涉及和评价，造成中药安全性实验评价结果难以指导临床精准用药的困境。基于此，有学者提出中药病证毒理学（disease-syndrome-based toxicology）理念，构建关联临床病证的中药安全性评价新策略和方法，以期科学认知和精准评价中药毒性的相对性、易感性及可控性，践行和发展中医药辨证用药减毒理论，促进中医药精准医学发展。

病证毒理学是指以临床真实世界和"拟临床"的病证模型为评价载体，采用系统毒理学、预测毒理学等评价方法，对比研究药物在不同机体状态（正常、疾病、特异质）模型上的毒性敏感性与耐受性差异规律，从而科学评价和预测中药安全性研究模式和方法。该研究模式包括两个部分：一是基于病证或疾病模型动物，与正常动物平行对比阐明药物的"证（病）-量-毒-效"关系，发现其适宜的病证和可能的"治疗窗"范围，为临床精准辨证（病）用药提供参考，主要适用于有毒或药性峻猛中药；二是基于易感性和特异质模型评价药物的安全性，评价药物应用于不同特异质患者的安全性风险，揭示易感因素、机制和生物标志物，为临床筛查易感人群和精准用药提供参考，主要适用于传统无毒中药。病证毒理学理念为对科学地认知和精准评价中药毒性的相对性、易感性及可控性提供了新思维和新思路。

四、构建中药方药剂量相关的安全性评价平台

针对当前中医用药安全性监测存在不足的现状，构建中医方药剂量相关安全性评价平台具有重要的价值。虽然国家已于 2004 年颁布《药品不良反应报告和监测管理办法》，但国家统一的药品不良反应（事件）报告表为中西医通用，四诊原始资料、病名、证候、诊断等中医特色数据的缺乏，对日后从中医角度分析不良事件相关性及方药合理性形成较大障碍。在总结研究现状和参考现代流行病学研究方法的基础上，我们提出在中医中药理论的指导下加强方药剂量相关的安全性研究，建立具有中医特色的方药安全性监测平台该平台，包括以下几个部分：

1. 研制基于患者报告的方药不良反应/事件监测量表。量表以国家颁布的药品不良反应/事件报告表为基础，突出中医药特色，强调由患者报告的不良事件。

2. 选取代表性中药进行方药剂量相关的前瞻性临床安全评价，为单味药物临床安全评价提供示范。

3. 收集发表的不良反应/事件文献及报告，构建并不断充实方药剂量相关的安全性数据库。

4. 在医院门诊系统添加方药剂量相关的安全性监测模块、模块具有超药典剂量中药提示功能、复诊时超量中药不良反应提示等功能。在以上工作的基础上形成方药剂量相关的安全性网络，实现数据库的随时更新和补充，并充分利用数据库，通过分析流行病学中队列研究、病例对照研究以及循证医学等方法分析药物剂量与不良事件的关系，对药物的安全性做出可靠的评价。最终建立有监测、归纳、分析、整理、提示功能的安全性平台。

现在已有许多学者开始了相关的探索，如以黄连作为寒凉药代表，附子作为温阳药代表，对含黄连、附子中药汤剂的安全性进行监测，分析中药方剂不良反应与患者体质、用药剂量、用药疗程、药物配伍的关系，了解中药汤剂不良反应的特点，同时探索中药汤剂安全性监测的方法。在此基础上建立了方药剂量安全性监测系统，目的是确保中药安全用药，并能够对处方中的安全隐患问题进行及时有效的提醒和预防（图2-2）。

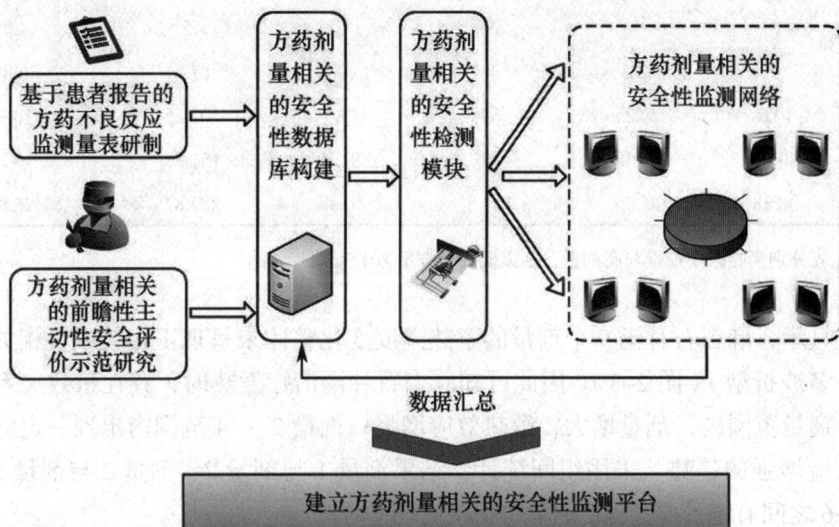

图2-2 方药剂量安全检测平台建设

附：基于麻杏石甘汤中药复方量效关系的研究

麻杏石甘汤出自《伤寒论》，由麻黄、杏仁、生石膏和炙甘草四味药组成，药味精当，法度严谨，具有宣肺平喘、化痰止咳等作用，临床常用于伤风感冒、咽喉肿痛、咳嗽气喘、小儿肺炎等疾病。方剂组成中的药量变化，会影响全方功效的发挥，甚至改变方剂配伍关系、方中组成药物的君臣地位，可使全方主治病证及功用发生变化。麻杏石甘汤量效关系相关研究主要包括整方剂量变化、方中君药石膏剂量变化、方中各个药物组成成分剂量变化的研究，以及基于代谢组的麻杏石甘汤解热作用量效关系等方面的研究。

一、麻杏石甘汤整方剂量变化与解热作用的量效关系研究

麻杏石甘汤按文献换算成大鼠所用剂量，共设计9个给药剂量组（表2-1）。建立内毒素引起的SD（Sprague-Dawley）大鼠发热模型，给药后检测降温值。发现麻杏石甘汤具有良好的解热作用，各剂量组的最大体温上升高度、体温反应指数及各时间段体温变化与模型组比较差异均有显著性（$P < 0.05$），并有剂量依赖性。

表 2-1　麻杏石甘汤整方剂量变化与大鼠所用剂量表

剂量	生麻黄 (g)	杏仁 (g)	生石膏 (g)	炙甘草 (g)	方量（g）	大鼠用量（饮片 g·kg⁻¹）
1	1.19	1.78	4.74	1.19	8.89	0.9
2	1.78	2.67	7.11	1.78	13.33	1.3
3	2.67	4	10.67	2.67	20	2.0
4	4	6	16	4	30	3.0
5	6	9	24	6	45	4.5
6	9	13.5	36	9	67.5	6.8
7	13.5	20.25	54	13.5	101.25	10.1
8	20.25	30.38	81	20.25	151.88	15.2
9	30.38	45.56	121.5	30.38	227.82	22.8

注：剂量 5、6 分别为临床中剂量与高剂量，临床低剂量方量为 1.5g 饮片 /kg。

研究显示，麻杏石甘汤 9 个剂量的解热温度变化整体未呈现正相关或负相关，而是波浪形（多波折型）（图 2-3）。因此可知麻杏石甘汤治疗发热时，存在量效关系；在剂量 5 ~ 8 剂量范围内，剂量增大，解热效应增强；剂量 2 ~ 4 范围内出现一定的剂量增大解热效应增强的趋势。采用组间统计，结果剂量 1 与剂量 2、剂量 2 与剂量 3、剂量 3 与剂量 6 之间有统计学意义，$P < 0.05$。

此外研究结果还表明麻杏石甘汤治疗发热时在一定剂量范围内体温反应指数变化存在量效关系，剂量 1 ~ 3 组大鼠体温反应指数随剂量增大而增大，效应降低；剂量 4 ~ 6 组大鼠，剂量增大体温反应指数增大，效应降低；剂量 6 ~ 8 组大鼠体温反应指数随剂量增大而减小，解热效应增强。总之，麻杏石甘汤在解热方面存在量效关系，但这是一种呈现多波折趋势的量效关系，这可能与中药复方多成分、多靶点、多途径、多环节的作用有关。对于产生多波折量效关系的原因还有待于进一步研究。

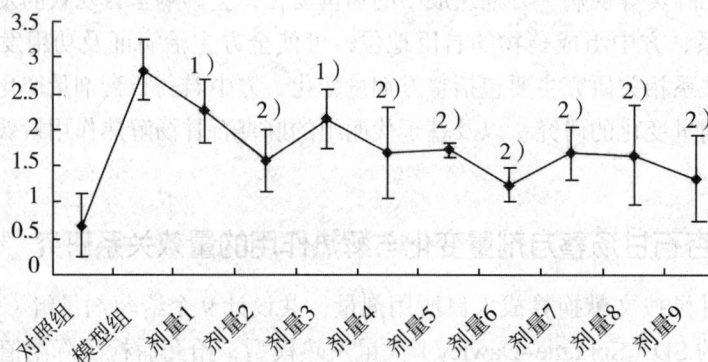

图 2-3　造模 6 小时大鼠体温变化
注：与模型组比较，1）$P < 0.05$，2）$P < 0.01$。

二、麻杏石甘汤配伍剂量变化与疗效关系

（一）石膏剂量变化对麻杏石甘汤解热效应的量效关系研究

现代药理研究表明生石膏具有明显的解热作用。在张仲景的《伤寒论》中有麻杏石甘汤用于"汗出而喘"，石膏用量倍于麻黄的记载。在临床应用中各医家用法不一，石膏用量 2 倍、4 倍甚至 10 倍于麻黄，尽管都在临床上取得了良好的效果。基础研究可以为临床麻黄、石膏的最佳剂量配伍提供科学依据。

研究以原方用量为基础，按文献将麻杏石甘汤方量换算成大鼠所用剂量，单味石膏用量以剂量比为 1∶1.5 适当增减，与原方中另 3 味药组成新方，另设麻杏石甘汤去石膏方，具体处方用量配比见表 2-2。

表 2-2　麻杏石甘汤变化石膏剂量与大鼠所用剂量表

剂量	麻黄	杏仁	炙甘草	生石膏	方量	大鼠剂量 （饮片 g·kg⁻¹）
1	6	9	6	0	21	2.29
2	6	9	6	4.74	25.74	2.8
3	6	9	6	7.11	28.11	3.06
4	6	9	6	10.67	31.67	3.45
5	6	9	6	16	37	4.03
6	6	9	6	24	45	4.9
7	6	9	6	36	57	6.21
8	6	9	6	54	75	8.17
9	6	9	6	81	102	11.11
10	6	9	6	121.5	142.5	15.52

注：剂量 6 为原方剂量。2010 年版《中国药典》规定石膏的用量为 15 ~ 60g。

建立内毒素引起的 SD 大鼠发热模型，给药后计算发热抑制率评价清热药解热效果的直观指标。从给药后 9 小时各组体温的变化可以看出（图 2-4），在 5.5 小时模型组体温升高至峰值，6 小时各给药组呈现出明显的降温趋势，因此比较 6 小时的发热抑制率能够直观评价药物的解热效果。结果显示与模型组比较，除剂量 1 外，其余各组的发热抑制率均有极显著差异（$P < 0.01$）；与剂量 1（麻杏石甘汤去石膏方）比较，除剂量 2、剂量 3 外，其余各组差异均有显著意义（$P < 0.05$，$P < 0.01$）。

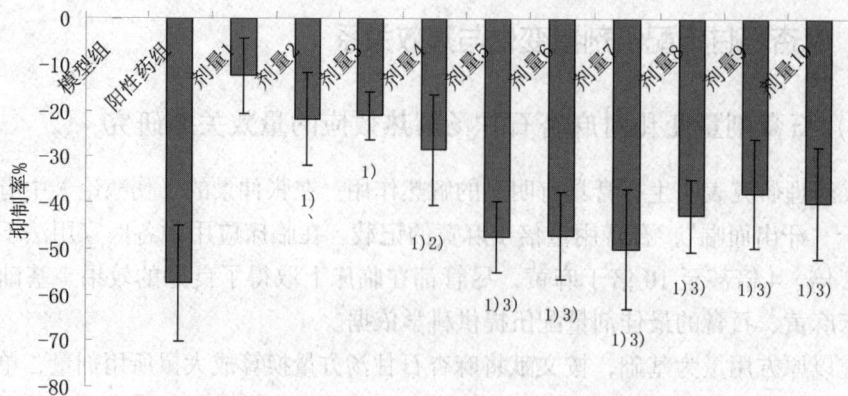

图 2-4 变化麻杏石甘汤君药生石膏剂量，给药后 6 小时对 LPS 致热大鼠体温的抑制率（$\overline{X} \pm S$）
注：与模型组比较，1）$P < 0.01$；与剂量 1 比较，2）$P < 0.05$，3）$P < 0.01$。

研究显示，石膏剂量变化的麻杏石甘汤解热效果明显优于麻杏石甘汤无石膏煎剂；在一定范围内随着石膏剂量增大，解热效应增强，表现为发热抑制率升高，达到一定剂量后，解热效应维持在一定水平。

在中药药理实验中，中药的量效关系并非像西药那样呈明显的 S 型剂量效应曲线，中药剂量的大小与其药理效应不一定呈正比关系。本研究认为产生上述量效关系的原因可能有以下原因：①本研究中，保持麻黄、苦杏仁和炙甘草的剂量不变，低剂量时随着石膏含量的增加，通过中药成分的化学效应，使得汤剂中石膏的溶出量增大，解热效应增强；当汤剂中石膏的溶出量达到饱和时，解热效应不再增强，维持在一定水平。②发热机制是一个多环节、多因素的复杂过程，我们推测可能体内不仅存在限制体温上升的热限，也应该存在限制体温过度下降的低温限，当解热药物或其他原因导致体温降低超过限度时，会激活体内的反馈调节，增加正性中枢介质，通过寒颤、运动等增加能量代谢，维持机体体温在一定范围内，以保证正常生命活动。

（二）麻黄石膏配伍剂量变化对麻杏石甘汤解热作用的影响

混料均匀设计法是混料设计与均匀设计相结合的一种实验设计方法，可用于各种化学配方的筛选，亦可用于中药方剂配伍的优化及机制的研究。该法通过试验和统计建模，可以方便地找到一个最佳配比。也是量效关系研究对方案设计非常有用的技术。

研究采用混料均匀设计法，利用 DPS 软件，选用混料均匀设计表 Un（ns-1）来安排实验，其中 n 为实验次数和水平数，s 为待考察的因素数。即对复方中 4 个因素各取 12 个不同水平设计成 12 种配方进行考察。另设临床常用方组，麻黄、苦杏仁、炙甘草、生石膏按 6：6：6：24 组成。N1 ~ N12 为基于混料均匀设计的麻杏石甘汤配伍用药方案，见表 2-3。

表 2-3　基于混料均匀设计的麻杏石甘汤配伍用药方案

序号	麻黄 (X1, g)	杏仁 (X2, g)	炙甘草 (X3, g)	生石膏 (X4, g)	整方剂量 (g)
N1	3.15	25.12	12.02	1.72	42
N2	17.10	19.82	2.33	2.75	42
N3	21.00	2.32	3.89	14.79	42
N4	1.83	15.57	7.17	17.42	42
N5	0.59	6.56	18.88	15.97	42
N6	11.71	16.46	1.73	12.10	42
N7	14.15	5.83	21.10	0.92	42
N8	6.09	2.32	26.59	7.00	42
N9	7.76	15.75	11.56	6.93	42
N10	4.56	9.88	1.15	26.41	42
N11	9.62	0.68	11.89	19.81	42
N12	27.44	4.70	6.98	2.88	42
临床方组	6.00	6.00	6.00	24.00	42

　　造模前连续 4 日，每日测量大鼠直肠温 2 次。模型大鼠注射内毒素后，每 0.5 小时测定肛温，连续观察 9 小时。与模型组比较，各配伍组均能不同程度地抑制 LPS 诱导的发热大鼠的热势，差异有显著性意义（$P < 0.05$，$P < 0.01$）；与临床常用方组比较，配比 N3、N6、N7、N12 组的发热抑制率低于临床常用方，即临床常用方解热效果优于上述配比组，差异有显著性意义（$P < 0.05$）。

　　采用二次多项式逐步回归分析对与解热效应相关的体温反应指数进行回归分析。结果表明，影响体温反应指数的因素为石膏＞麻黄＞苦杏仁与甘草的交互作用。杏仁（X2）和炙甘草（X3）之间的交互作用有显著性意义（$P < 0.05$）。体温反应指数能在一定程度上概括体温曲线的发热潜伏期、热势和恢复期的体温变化，与单一时刻的发热抑制率相比，更能概括药物在体温变化全过程中的作用，特别是对起效慢、效用持续时间久的中药成分的解热效应的表征更为全面。

　　基于上述分析本文认为，对于解热作用，方中石膏起主要作用，最佳配比剂量为麻黄 0.6g，杏仁 7.5g，甘草 7.5g，石膏 26.4g。与临床常用方麻黄 6g，杏仁 6g，甘草 6g，石膏 24g，在石膏用量差别不大，在其余三味药用量差别较大，这可能与临床随症施量有关，其余三味药的作用及机理有待于针对适宜动物模型的进一步研究。

三、麻杏石甘汤随症施量研究

　　观察麻杏石甘汤随症施量策略治疗小儿支气管肺炎（风热闭肺）的疗效。研究将 37 例支气管肺炎患儿随机分为随症施量组 18 例和不随症施量组 19 例。两组均给予西医基础用药，不随症施量组在基础用药同时给予麻杏石甘汤，每日 1 剂，分早、中、晚

3 次服用，每两次间隔不少于 4 小时；随症施量组在基础用药同时根据体温分别给予不随症施量组每日量的 1、1.5、2、2.5、3 倍的麻杏石甘汤。记录两组患儿完全退热时间、痊愈时间、中医单项症状（咳嗽、痰鸣、喘促）的消失率及消失时间、不良反应发生率。治疗后评价两组临床疗效和中医证候疗效。结果随症施量组临床疗效总有效率为100%，高于不随症施量组的 94.73%，但差异无统计学意义（$P > 0.05$）。随症施量组中医证候疗效愈显率为 88.89%，明显高于不随症施量组的 15.79%（$P > 0.01$）。随症施量组完全退热时间和咳嗽、痰鸣消失时间明显短于不随症施量组（$P < 0.05$）；随症施量组咳嗽、痰鸣消失率明显高于不随症施量组（$P < 0.01$）。两组均未出现不良反应。结论采用以发热为主要指征，以热退为标志，以倍增药物剂量为调整方式的随症施量策略的麻杏石甘汤治疗小儿支气管肺炎疗效优于非随症施量策略，能缩短发热、咳嗽、痰鸣时间。

四、基于代谢组的麻杏石甘汤解热作用量效关系研究

以 LPS 建立大鼠发热模型，应用血浆代谢组和化学计量学方法探索麻杏石甘汤对发热模型大鼠影响，分析其量效关系，为中药复方的量效关系研究提供实验方法。实验以代谢组数据表征麻杏石甘汤的整体效应，并绘制其量效关系曲线。其量效曲线呈反向S 型。通过对其拟合函数进一步分析，得到麻杏石甘汤解热的阈剂量（20% 有效剂量），为 3.22g/kg，其中位剂量（50% 有效剂量）为 3.825g/kg，有效剂量范围（20% 有效剂量 ~ 80% 有效剂量）为 3.22 ~ 4.54g/kg。剂量在 3.22g/kg 以下时，麻杏石甘汤的疗效不明显，在 3.22 ~ 4.54g/kg 剂量范围内疗效增强迅速，当达到 4.54g/kg 时，疗效达到高水平，再增大其剂量，疗效变化不大，呈现一个稳定且多波折的状态。

麻杏石甘汤解热作用的有效范围是 3.22 ~ 4.54g/kg，按照为体重为 60kg，按大鼠换算常数为 6.0 计算，得到临床人用麻杏石甘汤的阈剂量（20% 有效剂量）为 32.2g/ 人，80% 有效剂量为 45.4g/ 人，与该方临床的剂量相近。

参考文献

［1］仝小林，王跃生，傅延龄，等. 方药量效关系研究思路探讨［J］. 中医杂志，2010，51（11）：965-967.

［2］罗辉，李昕雪，韩梅，等. 中药复方剂量效应关系临床研究方法探讨［J］. 北京中医药大学学报，2012，35（02）：85-88，98.

［3］Xu J., F.M.Lian, L.H.Zhao, et al.Structural modulation of gut microbiota during alleviation of type 2 diabetes with a Chinese herbal formula［J］.2015, ISME J.9：552-562.

［4］Zhao LH, He LS, Lian FM, et al.Clinical Strategy for Optimal Traditional Chinese Medicine（TCM）Herbal Dose Selection in Disease Therapeutics：Expert Consensus on Classic TCM Herbal Formula Dose Conversion［J］.Am J Chin Med.2015, 43（8）：1515-1524.

［5］张润顺，王映辉，刘保延，等.基于共享系统的真实世界中医临床研究范式初步实施方案的设计［J］.中医杂志，2014，55（18）：1551-1554.

［6］邓海山，段金廒，尚尔鑫，等.代谢组学研究现状及在中医方药量效关系研究中的应用［J］，2009，36（3）：198-203.

［7］傅延龄，蔡坤坐，宋佳.方药量效关系文献与理论研究思考［J］.北京中医药大学学报，2010，33（9）：601-605，640.

［8］李会芳，邢小燕，金城，等.浅论"有故无殒，亦无殒"的内涵及其在中药安全性评价中的意义［J］.中医杂志，2008，49（3）：281-282.

［9］韦姗姗，焦拥政，王丽霞，等.中医方药剂量相关的安全性评价平台的构建［J］.中国药学杂志，2013，48（05）：346-348.

［10］屈飞，崔艳茹，徐镜，等.麻杏石甘汤解热作用量效关系研究［J］.中国实验方剂学杂志，2013，19（03）：184-187.

第三章　经方本原剂量 ▷▷▷▷

第一节　经方剂量来源

一、经方为医方之祖

考察经方本原剂量，一定要从方剂的起源开始。

在原始社会，人们在寻找食物的过程中，在生活和生产的过程中，逐渐获得一些对植物、动物和矿物的认识，包括对人体产生的影响。比如，当人们接触了某种物质以后，身体原有的病痛得以缓解甚至完全消失。当然，这种行为带有一定的盲目性，也常会误食一些有毒的植物，出现呕吐、腹泻、水肿、眩晕、昏迷甚至死亡等中毒现象。《淮南子》"神农尝百草，一日而遇七十毒"所反映的就是这类情况。在长期的生活与实践基础上，人们逐渐认识了植物、矿物和动物的性能，也开始有目的地利用它们消除身体的病痛，这就是原始人类对药物的简单认识。这一时期只有单味药，还没有复方；而且对单味药物的认识也是零星的、简单的，肤浅的和分散的，没有关于药物作用机理的认识，更没有形成系统。

大约公元前 11 世纪，这时单味药物知识有了更多积累，文字的出现使药物知识能够由过去的口耳相传发展到文字传承，这促进了药物知识的传播，由此也带来药物较为广泛的应用，人们积累了更多的经验。两种或多种药物同时应用的情况在这一时期出现，并逐渐增多。人们对药物性能的认识较以往更加全面和深刻，对药物的主治病症也有更多把握。另外，人们关于疾病的认识也逐渐增多。现存商周文献反映了这些情况，如甲骨文记载的疾病约有 20 多种，如疾首、疾目、疾耳、疾口、疾身、疾足等；西周《诗经》记载了许多植物名称；先秦《山海经》记载了 100 余种植物和动物。这些文献都从一个侧面反映了当时医药水平。在这些知识积累与传播的基础上，人们将某些单味药物或某些药物组合与它们适合治疗的病症作为对应关系固定下来，对于药物的用量，以及相关的加工与制备方法给予说明，这就形成了方剂。

早期的方剂，较多是一味药物，或仅由二、三味药组成，十分简单。将两种或两种以上药物结合在一起应用，可以增强效力，减少毒副反应。既然有二、三味药物的联合应用，逐渐出现三味以上药物的联合应用就十分自然。"伊尹制汤液"的故事即反映了这段历史。相传伊尹撰有《汤液经》。伊尹制汤液的故事反映在殷商之际已经有了早期的方剂。

《周礼》中已有"和药""和齐""疡医掌肿疡、溃疡、金疡、折疡之祝药、劀杀之齐""食医掌和王之食、六饮、六膳、百馐、百酱、八珍之齐"一类文字。其中"齐"即"剂",指药方、食物配方。这些文献资料说明,到了周代,已有相当数量的方剂品种,且国家行政管理事务中已有了关于方剂的管理。

1977年,安徽阜阳出土西汉初年汝南郡汝阴侯随葬品残简133枚,约900字,被命名为《万物》。成书年代于西汉以前的春秋战国时期。其内容虽然包括甚广,然而以医药知识为主,收录药物110种,能够明确归类的有70多种,包括动物药28种,植物药41种,矿物药6种,水类药1种,如牡蛎、贝母、桑螵蛸、石韦、茱萸、白芷、人参、半夏、细辛、香附、菟丝、蜀椒等。《万物》记载用商陆、羊头治鼓胀,用理石、茱萸治劳损,人们认为此为迄今为止考古发现最早的复方文献。《万物》表明早在秦汉以前我国古人已经具备有较多的医药知识和医疗经验。在我国医药史上,秦汉时期是一个医药知识由简单零散的经验逐步发展为系统化的专门学科的过渡时期。

1972年,甘肃武威出土《武威汉代医简》,记载方剂36首,其主治病证涉及内、外、妇、五官诸科,100多种药物,汤、丸、膏、散、醴多种剂型。1973年,湖南长沙马王堆3号汉墓出土一批帛书、竹简、木简,其中有《五十二病方》《养生方》《杂疗方》《杂禁方》等方书。《五十二病方》内容丰富,保存较好。据考该书约成于战国晚期,被称为现存最古老的方书。全书共记载283个药方,242种药物,100多种病症,丸、散、汤等多种剂型,内服、敷、浴、蒸、熨等多种外用方法。书中还涉及炮制、用量等方面的要求和规定。由此可以看出,方剂在春秋战国时期已经发展到了一个较高的水平。

先秦西汉时期方剂的发展更加成熟,其最为突出的特点是这一时期产生了方剂理论。《内经》提出了方剂的"君臣佐使"结构:"主病之谓君,佐君之谓臣,应臣之为使。"这一理论的提出也从一个侧面说明,先秦西汉时期方剂的形式已经由过去的单方为主发展到了以复方为主。

东汉张仲景勤求古训,博采众方,著成《伤寒杂病论》。该书后经晋·王叔和整理,宋·林亿等人的校刊,形成《伤寒论》《金匮要略》二书。第一,《伤寒杂病论》载方数量多,《伤寒论》载方113首,《金匮和略》载方245首,除去重复,两书共载方300余首(323首)。其次,该书所载方剂剂型全面,以汤剂为主,亦有散、丸、栓、膏、酒等剂型。第三,所载方剂结构简洁、完整,药味不多,所有药物都有明确用量。第四是适应证明确。第五是制备方法完备,几乎每一个方剂的方后皆注明了包括药物加工炮制、加水量、煮药时间、服药时间与次数、服药禁忌与服药后护理、不良反应处理方法等。可以说这一时期,方剂的发展已经达到了一个十分成熟的阶段。

二、经方药物的计量

1. 早期的方药计量——从非标准计量到标准计量　早期的方剂主要采用非标准单位计算药物的量,这一特点清楚地反映在我国现存的一些先秦时期和西汉早期的方书,如《五十二病方》《养生方》《杂疗方》《武威汉代医简》《流沙坠简》《居延汉简》《敦煌医简》等。从这些最古老的方书可以看出早期方剂药物计量的一些特点，即方剂对药物用量的计算主要采用非标准度量衡单位。这一阶段药物的计量和用量多是粗放的。西汉后期及东汉早期，方剂药物用量开始朝着精确方向发展，标准度量衡单位的应用逐渐增多，即非标准计量与标准计量并用的阶段。

随着标准度量衡标准应用的逐渐推广和普及，方药计量对标准度量衡单位的应用逐渐增多。我国最早的度量衡制度是在不晚于周代建立起来的，《五十二病方》大约成书于春秋战国时期。在《五十二病方》药方中，标准容量单位是"升""斗""合"，标准长度单位"尺""寸"在该书时有应用，但标准权衡单位"斤""两"等单位的应用很少。据考证，"斤"作为重量单位直至战国才在器物刻铭以及文献记载中出现。由此可见，《五十二病方》成书于标准度量衡制度刚开始建立和应用的年代，最迟在春秋战国时期即已成书。同时，也提示权衡标准的建立晚于容量和长度标准的建立，或者说重量计量单位"斤"的发明晚于"尺""升"等长度和容量计量单位的发明。《中国科学技术史·度量衡卷》也讲："一般来说，重量单位的出现应更晚于长度和容量单位。"此外，从早期的一些药方来看，自从有了可以采用的标准度量衡制度以后，医药家便开始采用它作为方剂药物用量的计算标准。方剂对药物用量的计算一定要采用标准度量衡标准，这是方剂发展完善的一个方向；方剂药物用量计算由非标准化向标准化转变，这是方剂发展的一个必然过程。在没有标准度量衡制度的时候，方剂药物用量采用个数、拟量、估量等非标准单位。非标准计量单位是不统一的。一旦国家建立并颁布了标准的度量衡制度，方剂就必然引入标准的度量衡进行药物计量，这是医药经验传承的需要，是保证用药有效性和安全性的需要。

将《五十二病方》《治百病方》等先秦和西汉早期的方书进行比较，我们可以发现医药行业的一些特殊计量单位，如钱匕、半钱匕、方寸匕、五分匕、刀圭等，在先秦时期的文献中较少见到，而在汉代文献中较为多见。如《五十二病方》中未见方寸匕、钱匕等计量单位，但在《治百病方》中，多个方剂使用方寸匕进行计量。方寸匕、钱匕等计量单位以及相应的计量工具应该是那一时期的医药家为了配药需要发明的，主要用于量取粉末状药物。方寸匕是边长1寸的正方形药勺；1/10方寸匕为刀圭。钱匕是以五铢钱为量具，抄取药物粉末满五铢钱钱面为1钱匕，满1/2钱面为半钱匕，仅覆盖五铢钱钱面上的"五"字为钱五匕，或称五分匕。"钱匕者，以大钱上全抄之；若云半钱匕者，则是一钱抄取一边尔，并用五铢钱也。钱五匕者，今五铢钱边五字者以抄之，亦令不落为度。"由此可见，钱匕、方寸匕这样一些计量工具和计量单位也是在国家颁行的标准度量衡制度基础之上制造出来的，我们可以说它们都是标准化的计量工具和计量单位，其量值在全行业通用。钱匕、方寸匕这样一些计量工具和计量单位不见于先秦时期的《五十二病方》，而多用于西汉早期的《治百病方》等方书，这种现象充分说明，医药家对于方剂药物的计量是不可能脱离国家标准的。

因此医药用计量工具和计量单位与官颁度量衡标准是相符的。在国家颁布标准的度量衡制度以前，医药家只能采用估量、拟量和个数进行药物计量，但缺乏一致性，不统一，不稳定，不仅在不同情况下、经由不同人操作会有不同的结果，即使同一个人，在不同时间里操作，计量结果也可能是不同的。医药家为了保证量具的大小统一，最好的办法就是以官颁制度为标准，所以钱匕使用的是国家铸造的五铢钱，方寸匕也是按照国家颁布的标准长度单位"寸"制造。

2. 经方药物的计量——标准计量结合非标准计量　经方特指东汉医家张仲景《伤寒杂病论》所载的方剂。

张仲景名机，仲景乃其字也，东汉医学家，被后人尊称为医圣。据《伤寒杂病论·自序》所述，东汉末年伤寒流行，自汉献帝建安元年（公元196年）起，张氏家族10年内有三分之二的人去世，其中百分之七十死于伤寒。张仲景"感往昔之沦丧，伤横夭之莫救"，乃"勤求古训，博采众方，撰用《素问》《九卷》《八十一难》《阴阳大论》《胎胪药录》，并平脉辨证，为《伤寒杂病论》"16卷。《伤寒杂病论》问世之后很快就散佚了。后经过晋太医令王叔和搜集整理，"录其症候、诊脉、声色，对病真方有神验者"，整理形成《伤寒论》。《伤寒论》在民间流传，受到医家推崇。南北朝名医陶弘景曾说："惟张仲景一部，最为众方之祖。"

宋仁宗时期，翰林学士王洙在翰林院藏书库里发现"蠹简"《金匮玉函要略方论》，经仔细阅读发现是张仲景的《伤寒杂病论》。宋代名医林亿、孙奇等人奉朝廷之命校订《伤寒论》时，也对《金匮玉函要略方论》进行整理、校对，去掉其中与《伤寒论》重复的内容，将其中论杂病部分整理为独立的方书，命名为《金匮要略方论》。至此，《伤寒杂病论》分为《伤寒论》和《金匮要略》二书，共载方300余首。

《伤寒论》《金匮要略》二书历千载而不坠，其方被称为"医方之祖"，对中医有着深远影响。二书不仅是中国医生的必读书，而且广泛流传海外，如日本、朝鲜、韩国、越南、蒙古等。日本汉方医的古方派独尊仲景，今天日本汉方医学界仍喜欢用张仲景方，日本的一些中药制药厂生产的成药，大部分配方是经方。可以说，经方有着全球范围的深远影响。

《伤寒论》和《金匮要略》方剂在计算药物用量时所采用的计量单位，既有标准的计量单位，如尺、寸、升、合、斤、两，也有非标准的计量单位，如枚、个、把、撮等。见下表3-1。

表 3-1　《伤寒论》《金匮要略》药物用量计量单位

标准计量单位	度	尺
	量	合、升、斗、斛
	衡	铢、分、两、斤
非标准计量单位	数量	枚、个、茎、粒、片
	估量	把
	拟量	鸡子大、博棋子大、梧桐子大、弹丸大、麻豆大、兔屎大
	匕量	方寸匕、钱匕

三、经方药物剂量的确立

方药用量是中医临床实践经验积累的结晶，体现了中医临床用药规律，是中医辨证施治、遣方用药和表征疗效的物质基础。在中医临床辨证准确、治则治法正确的前提下，恰当的用药剂量是保障中药安全有效的关键。历代医家在长期的临床实践中有丰富的经验积累，如药量最惮轻重，轻则效果不达，所谓"药弗暝眩，厥疾弗瘳"，"是药三分毒，有病病当之，无病身当之"等，可见药物剂量与疗效关系的重要性。随着人类社会环境和疾病谱的改变，客观上要求探寻方药用量的安全性和有效性，阐明方药量效关系的基本特征和关联规律，此已成为中医药界亟待解决的关键问题之一。

经方作为中药方剂的鼻祖，以"配伍严谨、药专力宏、疗效卓著"著称，且对后世方剂的发展做出了巨大贡献，后世很多方剂都来源于经方，如逍遥散的组方思想来源于四逆散，芍药汤来源于黄芩汤等。同样，经方的药物用量也给后世以无穷的指导。方剂剂量来源于临床，依据量效及量毒反应确立，经方剂量也不例外，依据疾病的分经、病证的类型、患者的体质、药材的炮制等因素确立。

第二节　经方本原剂量问题

一、经方本原剂量问题的产生

经方本原剂量问题是一个以经方本原剂量大小为基本内容的科学问题。经方本原剂量问题研究的主要内容包括经方本原剂量大小考证，经方本原剂量的有效性及安全性研究，经方本原剂量应用经验传承等。其中最基本的内容是经方本原剂量大小的考证，亦即经方药物计量单位的量值问题。所谓经方本原剂量，指的是张仲景在撰写《伤寒杂病论》时，为书中的各方剂给出的原始剂量。此问题如果没有一个明确的答案，一系列与之相关的问题都不会获得完整的结论。这个问题的解决对于当前中医界关于临床用药量大小的讨论，亦具有重要的参考价值。那么，在确定经方本原剂量的同时，有必要对此问题的发展源流进行厘清。

1. 端倪阶段——唐代　经方本原剂量是多少？在1000多年前的唐代，医药学家们对这个问题似乎就有些不太清楚了。如苏敬在《新修本草》里说："但古秤皆复，今南秤是也。晋秤始后汉末以来，分一斤为二斤耳，一两为二两耳。金银丝绵，并与药同，无轻重矣。古方唯有仲景，而已涉今秤，若用古秤作汤，则水为殊少，故知非复秤，悉用今者尔。"从苏敬这一段话的语气可以看出，他虽然倾向于认为张仲景方计量用的是"今者"，而不是"复秤"，但他对此也不是十分肯定。他不过是根据张仲景方在煮药时用水量的多少做的推测。苏敬的这句话似乎还透露出这样一条信息，即经方本原剂量是多少这个问题在当时就不仅只有苏敬一人关注，因为苏敬这句话既是在回答他自己的问题，也好似在回答人们关于经方本原剂量的疑问。

苏敬是唐代著名的药物学家，主持编撰了《新修本草》。即便如此，他对于经方药物的计量单位斤、两的量值是多少，也不十分肯定。由此而论，经方本原剂量问题最迟在唐代就已经被提出来了。

2. 蕴藏阶段——宋金元　到了宋代，医药学家对于经方药物重量计量单位的量值就更加不肯定了。林亿所校《备急千金要方》"新校备急千金要方例"中说："凡和剂之法，有斤、两、升、合、尺、寸之数，合汤药者不可不知。按吴有复秤、单秤，隋有大升、小升。此制虽复纷纭，正惟求之太深，不知其要耳。陶隐居撰《本草序录》，一用累黍之法，神农旧秤为定。孙思邈从而用之。孙氏生于隋末，终于唐永淳中，盖见隋志唐令之法矣。则今之此书（指《备急千金要方》）当用三两为一两，三升为一升之制。"林亿的这段话反映这样几方面的意思：首先，三国、晋、隋时期的权衡制度比较复杂，甚至可以说有些混乱。"吴有复秤、单秤；隋有大升、小升"，说明权衡之乱不是出现在张仲景《伤寒杂病论》成书之前，而是出现在此后的三国魏晋年间。其次，宋代有一些人开始对古方（主要是经方）药物剂量的研究，探求古方药物剂量的大小。他们的研究很深入，但是未能形成统一的认识。经方本原剂量问题也是林亿等人在校对古籍时面对的一个问题。不过，林亿等人认为，对于古方药物计量单位的量值不可"求之太深"；倘若"求之太深"，那反而有可能"不知其要"。其三，林亿等人虽然对古方剂量的大小不是十分清楚，但他们还是倾向性地认为，陶弘景、孙思邈对方药的计量，使用的都是"三两为一两、三升为一升之制"。唐代权衡制度是大小制并存，大制是小制的 3 倍。即大秤的 1 斤约合今 660g，小秤的 1 斤约合今 220g。

3. 迷失阶段——明清　到了明代，经方本原剂量到底是多少就更加不清楚了。回顾明清有关文献，可以说人们对于经方药物计量的权衡标准问题进入一个众说纷纭的时期。尤其是明代李时珍提出"古之一两，今用一钱可矣"以后，由于李时珍《本草纲目》影响深远，所以接受他这一观点的人很多，对经方本原剂量问题感兴趣的人越来越多，观点也越来越多。如张介宾提出"古一两为六钱"，王朴庄提出"古一两，今七分六厘"，陈修园提出"古一两折今三钱"，汪昂提出"古用一两，今用一钱"，徐灵胎"仲景一两合今二钱"，不一而足。人们提出的观点越多，经方本原剂量的迷失越深。

4. 困惑阶段——当代　纵观历史，在唐宋医家苏敬、林亿、陈无择以后，众多的医药学家、文史专家、度量衡史专家对经方的权衡度量进行了深入而仔细的考证。当时正好应了林亿等人的话："求之太深"，反而"不知其要"，令人莫衷一是。到了当代，人们对经方本原剂量的考证有一些不仅重复了前人的提法，有的增加了一些新的观点。如《伤寒论语译》提出东汉"药秤"为"普通秤"的 1/2，1979 年高等医学院中医教材《方剂学》提出"汉一两约合现在 9g"，彭怀仁主编的《中医方剂大辞典》则提出经方"一两折合 16.13g"，柯雪帆提出东汉"1 两 =15.625g"，各家观点五花八门。究其原因，是各家掌握的文献和文物不同，思考问题的途径和方式不同，所以考证出来的结果各不相同。如此多的不同观点，令人感到前所未有的迷惑。归纳古今学者和医药学家的各种考证结果，经方 1 两的量值，从最小的 1 两 =1g，到最大 1 两 =16.875g，不同的考证结论达 15 种之多，最小数值与最大数值之差将近 16g。这种状况，我们可以概括为迷、乱、惑。所谓"迷"，即经方计量单位"两"的量值是不明确的；因此经方的本原剂量也是不清楚的，是迷失的。所谓"乱"，即古往今来各家考证的观点和结论是不一致的，是混乱的，差别很大。所谓"惑"，即迷惑，人们在关于经方本原剂量问题上，面对着混乱的各家观点，感到十分的困惑。

综上可见，人们对于经方本原剂量到底是多少，千百年来一直是不明白的。通过梳理经方本原剂量问题源流可以看出，造成该问题迷、惑、乱的重要原因是人们不能也不愿接受经方本原剂量使用东汉官制衡量。而经方本原剂量与东汉官制衡量是否一致？如果一致的话，中医临床方药用量在历史上是否真的骤然大幅下降？如果是，那么下降的原因是什么？这些问题，均有待进一步探讨。

二、经方本原剂量考证

1. 宋金元时期代表医家的考证结果　"儒之门户分于宋，医之门户分于金元"（《四库全书·总目提要》）。宋金元时期，不但是中医学，也是整个中国传统文化发展史上重要的承前启后阶段。这一时期，无论在文学界、哲学界还是医学界，出现了堪与先秦诸子相媲美的"百花齐放、百家争鸣"之盛景。宋朝官修三大方书的编纂，金元四大家的出现，政府对大量濒于亡佚的医学古籍的整理、刊印，尤其是宋本《伤寒论》的问世，在中国医学发展史上均具有不可估量的价值。随着对《伤寒论》研究的日益兴盛，《伤寒论》也随着其临床价值的逐步挖掘而大放异彩。但此时距东汉末年已有近千年之久，朝代几经更迭，度量衡几经变易，张仲景古方之权衡量值已不能适用于当时临床。为了更好地服务临床及进行学术传承，自宋代开始中医学界逐渐重视对经方本原剂量的考证与研究。统观宋代度量衡的研究情况，文物考证不多，主要是根据史实记载而进行折算，而且诸医家观点基本统一，即认为"古三两即今一两"。这实际是个约值，源于唐宋时期官修度量衡量值实行"大制"，即三倍于汉之量值，因这一历史事实早已为人所知，因此，宋代直至金元时期，对张仲景时期的量值换算一直沿用"古三两即今一两"的说法，宋金元时期多数医家执此观点。

（1）宋代庞安时在《伤寒总病论》一书中云："古之三两，准今之一两。古之三升，今之一升。"即汉代三两合宋代一两（注：宋金时期一两约合今 41.3g，下同）。

（2）宋代朱肱在《伤寒类证活人书》中云："寻常疾势轻者，只抄粗末五钱匕，水一盏半，入姜枣，煮七八分，去滓服之，未知再作。病势重者，当依古剂法，古之三两即今之一两也，二两即今之六钱半也，古之三升，即今之一升也。"即汉三两合宋代一两。

（3）宋代陈无择在《三因极一病证方论》中详细说明了其根据古今"钱谱"之重量比较来推算东汉权衡量值的过程，曰："凡看古方类例，最是朝代沿革，升合分两差殊，数味皆用分两，不足较也……凡衡者，本以黄钟龠容十二铢，合龠为合，重二十四铢，今以钱准，则六铢钱四个，比开元钱三个重，每两则古文六铢钱四个，开元钱三个，至宋广秤以开元十个为两，今之三两，得汉唐十两明矣。"并得出结论：古十两约合当时（宋）三两，即汉十两合宋代三两。

（4）宋代沈括曾于熙宁元年至七年间在馆阁和司天监供职，受诏考校乐律和制作浑仪，并研究了秦汉的度量斗升，其将考证结果记录于《梦溪笔谈》的"辨证"篇中，曰："求秦汉以前度量斗升，计六斗当今一斗七升九合，秤三斤当今十三两，一斤当今四两三分……汉秤百二十斤以今秤计之当三十二斤。"即汉三斤合宋代十三两。

（5）金代成无己在《注解伤寒论》中云："云铢者，六铢为一分，即二钱半也；二十四铢为一两也；云三两者，即今之一两；二两，即今之六钱半也。"即古三两合金代一两。

（6）金代刘完素在《素问玄机原病式》中认为"仲景之世四升，乃唐、宋之一升，四两为之一两"，即汉四两合金代一两。

（7）元代王好古在《汤液本草》一书中记载了其师李东垣对经方剂量的换算比例，与朱肱、成无己等人所述无异，主张"云三两，即今一两"，即汉三两合元代一两（注：元代一两约合今 38.1g，下同）。

（8）元代朱丹溪虽然在其医著中未明言对经方剂量的换算比例，但在《丹溪手镜》中，其处方用量正是按照"古三两即今一两"这一比例换算，即汉三两合元代一两。

2. 明代代表医家的考证结果 迨至明代，官方权衡量值较元代略有缩小，明代 1 斤合今 596.8g，1 两约合 37.3g，这个量值与东汉官方权衡量值相比，已不及三倍。因此，明代医家对张仲景本原剂量的考证结果更加多样。但由于唐宋实行三倍于汉制的"大制"，加之金元名家对明代医家的影响深远，因此，在古方剂量折算方面，自宋至明量值的小幅缩小被医家普遍忽略，故而"古三两即今一两"（即古三两合明代一两）的换算比例仍是最多的。

（1）明代朱棣主持编订的官修方书《普济方》（刊于 1406 年），是我国历史上收载方剂数量最多的一部方书，在其卷五的"论合和"篇云："凡衡者，本以黄钟龠容十二铢，合龠为合，重二十四铢。今以钱准，则六铢钱四个，比开元钱三个重，每两则古文六铢钱四个，开元钱三个，至宋广秤以开元十个为两，今之三两，得汉唐十两明矣。"显然这段用"钱谱"对东汉权衡量值的考证，是援引陈无择的考证结果，即亦认为古十两约合明代三两（注：明代一两约合今 37.3g，下同）。

（2）王肯堂在其《伤寒证治准绳》（刊于 1602 年）一书中亦推崇宋代陈无择的观点，认为"陈无择以钱谱推测度量衡法，颇协时宜，今引其说于此，用古方者宜详考焉"，即主张按照古十两合明代三两来折算张仲景之方。

（3）明代另有多位医家主张按"古之三两合今一两"的比例来折算经方剂量。如许宏在《金镜内台方议》（约刊于 1404 年）中"论分两"篇中云："伤寒方中，乃古分两，与今不同，详载之。铢：曰铢，二十四铢为一两。两：曰两，古之三两为今一两。分：曰一分者，即今之二钱半也。"即按"古之三两合今一两"来换算。陈嘉谟在《本草蒙筌》（刊于 1565 年）"修和条例"篇中引用了成无己在《注解伤寒论》中对经方折算比例的说明，"云三两，即今之一两。云二两，即今之六钱半"，即按"古三两合今一两"来折算。李中梓在《伤寒括要》（刊于 1649 年）"凡例"中所引述古今量值折算比例与王肯堂类似，同样认为，"皆以古三两为今一两，古三升为今一升，可为准则"，即按"古三两合今一两"来折算。

（4）明代李时珍在《本草纲目·陶隐居名医别录合剂法则》中引用了李东垣"六铢为一分，即二钱半也。二十四铢为一两。古云三两，即今之一两；云二两，即今之六钱半也"之后，又曰："蚕初吐丝曰忽，十忽曰丝，十丝曰厘，四厘曰絫（音垒），十厘曰分，四厘曰字，二分半也，十絫曰铢，四分也，四字曰钱，十分也。六铢曰一分（去声），二钱半也，四分曰两，二十四铢也……二十四两曰镒，一斤半也，准官秤十二两……古今异制，古之一两，今用一钱可也"。虽然后人认为，李时珍在此描述的衡制关系较为混乱，但其所提出的"古之一两今用一钱"的结论却影响深远，后世很多医家都对此标准表示认可并应用于临床，甚至当今通行的中医教材按 1 两＝3g 来折算经方也与此关系甚密。

（5）张景岳对经方的折算比例不同于上述诸位医家。张景岳在《类经图翼》（刊于1624 年）中专作"律原""黄钟生衡"篇，其中记载了用钱谱、秬黍等多种方法考证汉代的权衡量值，并得出结论，曰："可见今之六钱为古之一两，今之六斤为古十斤，其余可以类推，大率古之于今，乃五分之三耳，先儒以为三分之一非也。"张景岳考证结果与前述诸位医家的观点相比，几乎增大了一倍，即汉一两合明代六钱，汉十斤合明代六斤。

3. 清代掀起经方本原剂量考证之风

（1）清代尤在泾在《医学读书记》（撰于 1729 年）"古方权量"篇中云："古方汤液分两，大者每剂二十余两，小有十余两，用水六七升或一斗，煮取二三升或五六升，并分三服，一日服尽，为剂似乎太重，后世学者，未敢遵式。按陈无择《三因方》云：汉铜钱质如周钱，文曰半两，则汉方当用半两钱二枚为一两。今之三两，得汉唐十两。且以术附汤方校，若用汉两计，一百八十铢，得开元钱二十二个半重，若分三服，则是今之七钱半重一服。此说最有根据。"这段文字明确表明主张使用宋代陈无择所考证得出的"今之三两，得汉唐十两"（约为 1∶3）的量值比例进行换算，即汉十两合清代三两（注：清代一两约合今 37.3g，下同）。

（2）清代吴谦主持编纂的官修医书《医宗金鉴》（刊于 1742 年）在"订正仲景全书伤寒论注"卷十七的存疑篇中说明了剂量折算问题。该篇收录李时珍在《本草纲目》中所引"陶隐居《名医别录》合药分剂法则"，并对陶弘景这段"十黍为一铢，六铢为一分，四分为一两"，后被孙思邈称为"神农秤"的论述表示怀疑。而该书在引述陶氏这段论述之后，又附加了李东垣的观点，"李杲曰：'六铢为一分，即今之二钱半也，二十四铢为一两，古云三两即今一两，云二两即今六钱半也'"，并特别指明应使用李杲之"古云三两即今之一两"进行古今剂量换算，即汉三两合清代一两。

（3）清代钱天来在《伤寒溯源集》（撰于 1707 年）中总结了历代对张仲景时期权衡量值的考证结论，并逐一辨析，认为在历代诸家的考据中，唯有宋代沈括的换算比例最有依据，因沈括"奉诏改铸浑仪，制熙宁晷漏，象数历法，靡不通晓，则其理深学博，运思精密"，故沈括考证的汉、宋两代权衡量值比例"汉之一两，约宋之二钱七分"最为详准可靠。在此基础上，钱天来认为，历代权衡量值有逐渐增大的趋势，"宋时之权量已大于唐，元时之权量又大于宋矣……今有明三百年来，其立法之变换……又不同矣"，而"今秤更重于宋元秤，并不得二钱七分矣"，进而得出"汉之一两，为宋之二钱七分，至元则约二钱半矣，越有明以来，恐又不及二钱半矣"的结论。钱天来所言的历代度量衡呈逐渐增大的趋势与史实并不相符，尤其是他所处的清代与宋元量值相比，反而缩减。但钱天来以严谨的态度对历代诸家繁杂的考证资料进行仔细辨析，实为可嘉。

（4）清代黄元御在《伤寒悬解》（撰于1748年）"铢两升斗考"篇中记载了自己对经方剂量的考证结论，曰："汉书律历志：量者，龠合升斗斛也，本起于黄钟之龠……一千二百黍为一龠，重今之一钱七分，合龠为合，今之三钱四分也，十合为升，今之三两四钱也，一龠重十二铢，今之一钱七分也，两之为两，今之三钱四分也。"黄元御根据《汉书·律历志》中所记载"累黍之法"进行实物测算来考证张仲景时期"两"的量值，测算得出张仲景时期一两为"今之三钱四分也"。这一测算结果与"古三两即今一两"的折算比例很接近。从这一角度说，黄元御运用"累黍之法"所做的实物测算也是对"古三两即今一两"的一种验证，即汉一两合清代三钱四分。

（5）清代徐灵胎在《医学源流论》（撰于1757年）"古今方剂大小论"篇中提出，"今之论古方者，皆以古方分两太重为疑，以为古人气体厚，故用药宜重，不知此乃不考古而为此无稽之谈也。古时升斗权衡，历代各有异同，而三代至汉，较之今日，仅十之二"。而该结论的依据是他亲见的汉代铜量，"余亲见汉时有六升铜量，容今之一升二合"，因为汉的容量量值是当时的1/5，进而推断权衡量值比例也是如此。在其另一著作《慎疾刍言》中，徐灵胎再次申明"古时权量甚轻，古一两今二钱零。古一升，今二合"，即汉一两合清代二钱。

（6）清代王朴庄的考证结果较钱天来、徐灵胎二人更小，他根据《备急千金要方》中"蜜一斤者，有七合"之语对"药升"进行考证，得出"药升一升，蜜今重一两七钱四分，药升七合，蜜今重一两二钱一分八厘。夫此七合之蜜，今重一两二钱一分八厘者，即古蜜十六两之数也，依上法重测之，得古一两，今重七分六厘强"，即认为汉时一两尚不足清时一钱，仅约合2.8g，可算是众多医家中对经方折算比例最小者，亦广被质疑，即汉一两合清代七分六厘。

（7）清末民初国学大师章太炎对汉代多种文物（包括五铢货泉、五铢钱、汉武帝三铢、王莽货布、宋四铢、西汉一斤重黄金方寸）进行考据，认为古之一两约折合当时二钱至三钱强。章太炎的考证结论因与临床实际应用及由来已久的"古三两即今一两"较为接近，从而被同时代的一些医家所引用，即古一两约合清代二钱至三钱。

从上述所列宋代至清代著名医家对经方本原剂量考证的结论来看，大多医家还是基于不同朝代度量衡制度的变迁来对张仲景方所使用的衡量值进行换算并得出结论，故而可以看到，基于唐宋时期度量衡三倍于汉之史实而得出的"古三两合今一两"的结论最多且最易为人所接受。无论在宋、金、元时期，还是度量衡值已有缩减的明清时期，"古之三两合今之一两"均为主流观点。但是具体考查医家当时的实际临床用量时不难发现，很多医家并非按照考证所得来折算经方，而是以经验用量为主，这也是李时珍在《本草纲目》中所提出的"古一两今用一钱"应用广泛的原因所在。

三、经方本原剂量的综合逻辑考证结果

1. 考证结果——经方的计量标准只能采用东汉官制 《伤寒论》和《金匮要略》对药物剂量，最多采用"两"进行计量。《伤寒论》共有 100 首方剂中的 50 味药物使用重量单位计量，其中以"两"的应用最多，共有 98 首方剂的 41 味药物用"两"计量；有 6 首方剂的 17 味药物以"铢"计量；有 18 首方剂的 13 味药以"斤"计量。其中柴胡、生姜、茯苓、芍药 4 味药物同时使用"铢""两""斤"计量，甘草、桂枝、干姜、黄芩、麻黄、白术、泽泻、知母、猪苓 9 味同时使用"铢"和"两"计量，石膏 1 味药物同时使用"铢"和"斤"计量；厚朴、大黄、葛根 3 味药物同时使用"两"和"斤"计量。《金匮要略》只用"斤""两"进行药物用量计量，没有用到"铢"这个重量单位。除去重复，《金匮要略》共有 151 首方剂中的 91 味药物用重量单位计量，其中仍然以"两"的应用最多，共有 138 首方剂中 83 味药物使用"两"计量；有 31 首方剂中的 24 味药物用"斤"计量；同时用"两"和"斤"计量的药物 16 味药物，它们是石膏、生姜、茯苓、芍药、薤白、厚朴、大黄、橘皮、枳实、半夏、赤石脂、紫参、黄连、泽泻、黄芩和白术。因此，对仲景方"两"的量值的确定，具有重要意义。

研究认为，经方药物的用量只能采用国家标准的度量衡，也就是东汉官制，或者如有些医家所称"世用之秤"，而不可能采用其他标准的度量衡。长期以来，人们对于经方药物计量采用的长度和容积单位，其量值并无异议，一致认为是东汉官制，1 尺 =23.1cm，1 寸 =2.31cm，1 升 =200mL，1 合 =20mL。但是，人们对于经方药物计量采用的重量单位，似乎不能认可其为官制，即东汉时期 1 斤约合今 220g，1 两约合今 13.8g，人们一直在寻找另外一种量值的权衡。其实，经方药物计量的长度和容量单位都采用官制，这一事实本身就足以说明经方药物计量的重量单位也必定采用官制，这是一个十分有力的佐证。经方药物计量的长度和容量单位都采用官制，唯独重量单位不采用官制，这是不合道理的。

经方药物计量的重量单位一定是采用东汉官制，还有如下几个理由和证据。

（1）东汉在官秤以外不存在别的权衡制度。相关文献及文物资料表明，西汉、新莽和东汉的度量衡都与秦制一脉相承，长度和容量皆沿用秦制，四、五百年没有大的变化。重量单位的量值有变化，由西汉的每斤 250g 下降到东汉的每斤 220g。文献和文物表明，在此标准以外，东汉并不存在其他官定权衡。《后汉书·历律志》没有记载其他的权衡制度。由此而论，经方方药计量只能采用 1 斤合 220g、1 两合 13.8g 的官定标准，而没有什么别的标准可以采用。

（2）医药家无力在官制以外另外创建一种秤两。虽然医药是一个重要的领域，医药家分布于全国各地，是一个不小的群体，但是在国家颁布的权衡标准以外，医药家没有能力另外创造并实行一套独立的计量标准，他们只能按照国家颁布的权衡制度进行方药计量。

（3）医药家不敢用官秤以外的秤两。之所以说经方计量使用的是官秤，还有更为重要的一点，也是至今较少为人提及的一点，这就是在官制以外，医药家要创造和推行另外一套度量衡标准风险是很大的。如果医药家使用的秤与国标不相符，这将被认为是性质严重的犯罪，可能被以对抗诏书、违背政令、欺诈人民的理由处以刑罚。秦汉及秦汉以前的政治家、思想家都把度量衡看作权力和社会公正力的象征。《汉书·律历志》说："《虞书》曰'乃同律度量衡'，所以齐远近、立民信也。"史籍记载，传说帝舜在行使公共权力的时候，"协时月正日，同律度量衡"。国家征收赋税，发放俸禄，建造水利工程和城楼，分配与交换物质，都需要严格的度量衡制度。所以，历代统治者都把计量视为行使统治权利。《礼记·明堂位》说："周公朝诸侯于明堂，制礼作乐，颁度量，而天下大服。"由此可见，颁布国家度量衡制度是行使统治权力的一件大事。《管子·明法解》说："明主者一度量，立仪表而坚守之，故令下而民从。"《管子·七法》又说："尺寸也，绳墨也，规矩也，衡石也，斗斛也，谓之法。"《论语·尧曰》："谨权量，审法度，修废官，四方之政行焉。"《淮南子·本经训》说："谨于权衡，审乎轻重，足以治其境内矣。"显然，历朝都把颁行度量衡制度作为治国方略，极为重视度量衡的统一。

（4）医药计量具有高度的历史稳定性。如前所述，在张仲景以前，方剂药物的计量采用的是官制，不会采用别的标准。东汉后期，张仲景及其同时代的医药家们自然会继承前人的方药计量方法，没有理由脱离官制，另搞一套标准。我们知道，医药是一个十分特殊的行业，医药计量标准必然也必须保持高度的稳定性，在医药知识与医疗经验的传承中，度量衡标准不能有大的改变。如果发生大的改变，医药知识与医疗经验的传承将发生混乱和错误，比如前人传下来的方药用量，将有可能被后人错误理解，进而被错误应用，其后果将是严重的。隋唐时期，国家改革度量衡标准，而医药计量允许沿用旧制，就是为了避免出现混乱。在所有的行业中，大概只有医药行业对于计量标准历史稳定性要求最高。

（5）经方药物计量采用统一标准。我们知道，经方药物计量既采用了权衡单位，也采用度量单位，如升、合、尺等，而且对药物重量的计算有时也采用度、量单位，如《伤寒论》麻子仁丸用"厚朴一尺"、厚朴生姜半夏甘草人参汤用"半夏半升"、小柴胡汤用"五味子半升"、通脉四逆汤用"猪胆汁半合"、栀子豉汤用"香豉四合"、小建中汤用"胶饴一升"、炙甘草汤用"麦门冬半升、麻仁半升"、大陷胸汤用"芒硝一升"、大陷胸丸用"葶苈子半升、芒消半升、杏仁半升"等。这种现象十分明确地告诉我们，张仲景方剂药物计量使用的一定是官制度量衡，亦即经方的1两约合今 13.8g。

经研究，经方药物剂量的非标准计量单位建议遵循如下折算标准：

①凡方中以两为计量单位者，1 两按 13.8g 折算。

②凡方中以非标准计量单位为计量单位者（如半夏 1 升、栝楼 1 枚、大黄如棋子大

等），以韩美仙实测结果为折算标准。

③非标准计量单位中，如代赭石如弹丸大、酸枣仁1升、小麦1升、橘皮1升、射干13枚、甘遂3枚、薤白3升、虻虫20个、麻仁2升、诃子10枚，取陶汉华实测结果为折算标准。

④非标准计量单位中，附子1枚取6.9g、大附子1枚取10g为折算标准。

⑤非标准计量单位中，竹叶2把取畅达实测结果为折算标准。

⑥凡散剂、煮散中以方寸匕、钱匕为计量单位者，植物类药物1方寸取5g、1钱匕取0.5g，半钱匕取0.25g为折算标准。

⑦凡方中赤石脂1方寸匕者，取韩美仙实测结果约合2.7g为折算标准。

⑧凡丸剂中以体积为计量单位者，1方寸匕=1弹丸，1弹丸=10梧桐子，1梧桐子=2大豆，1大豆=2小豆，1小豆=3麻子。1鸡子黄大按10g折算，1弹丸大按5g折算，1梧桐子大按0.5g折算，1大豆大按0.25g折算，1小豆大按0.125g折算，1麻子大按0.042g折算。

⑨方中云葶苈子如弹子大者，取5g为折算标准。

2. 经方本原剂量合理性评价

《伤寒论》《金匮要略》在每一首方剂的方后注里都有详细说明，包括煎煮用水种类、用水量多少、煮药时间长短、煮取多少药液、每日服药次数、每次服量，以及相关辅助措施、禁忌等。

张仲景对每一首汤剂都说明了加水量。经方的加水量并不全都相同；加水量总是与药量相应。一般来讲，药量多，加水量相应就多；药量少，加水量也少。加水量与药量之间有一个基本的比例，我们可以把这个比例称为"药水比"。所以，从经方汤剂的药水比可以看出药量的多少。唐代药物学家苏敬就曾据此判断经方药物计量用秤的大小，曰："若用古秤作汤，则水为殊少。故知非复秤，为用今者耳。"所以，我们可以依据经方各汤剂方后注中规定的药水比，来看经方药物剂量的大小。

《伤寒论》95首汤剂中，有78首含有诸如大枣十二枚、半夏半升、附子一枚等以非标准单位计量的药物，全部药物皆以标准单位计量的方剂只有17方。此17首汤剂为葛根黄芩黄连汤、桂枝甘草汤、干姜黄芩黄连汤、苓桂术甘汤、甘草干姜汤、茯苓甘草汤、柴胡桂枝干姜汤、桂枝甘草龙骨牡蛎汤、芍药甘草汤、麻黄升麻汤、大黄泻心汤、白头翁汤、桔梗汤、甘草汤、桂枝人参汤、猪苓汤、理中汤。其中大黄黄连泻心汤"麻沸汤二升渍之"，不是煎煮；麻黄升麻汤的麻黄"先煮一二沸"，猪苓汤的煎煮方法比较特殊，"先煮四味"，后以煎煮出来的汤液烊化阿胶。按照常理，此三方在煎煮时，需要适当增加水量，属于特殊煎煮要求，因此加水量有别于一般方。另外，甘草汤和桔梗汤两个方剂的组成药物很少，煎取的药液仅为1升（200mL），因此其加水量也有别一般方。将这5首方剂除外，还有12首汤剂。我们将《伤寒论》的1两折合为现代13.8g，1升折合为200mL，由此计算出"二十两药用水一斗"的药水比为1∶7.3。经过计算，我们可以看到，上述《伤寒论》中12首完全用标准衡制计算药物重量的方剂，其药水比皆在 1 : 7.3 上下。如表 3-2 所示。

表 3-2 《伤寒论》12 首以标准单位计量药物的汤剂的药水比

方剂	药量（两）	水量（升）	药水比（古代衡量）	药水比（现代衡量）
葛根芩连汤	16	8	2 : 1	1 : 7.3
桂枝甘草汤	6	3	2 : 1	1 : 7.3
干姜芩连汤	12	6	2 : 1	1 : 7.3
苓桂术甘汤	11	6	1.8 : 1	1 : 7.9
甘草干姜汤	6	3	2 : 1	1 : 7.3
茯苓甘草汤	9	4	2.25 : 1	1 : 6.4
桂枝甘草龙骨牡蛎	10	5	2 : 1	1 : 7.3
芍药甘草汤	8	3	2.6 : 1	1 : 5.4
桂枝人参汤	17	9	1.8 : 1	1 : 7.7
理中汤	12	8	1.5 : 1	1 : 9.7
白头翁汤	12	7	1.7 : 1	1 : 8.5
柴胡桂枝干姜汤	24	12	2 : 1	1 : 7.3

我们又将《伤寒论》92 首汤剂的药水比分为 13 个数据段进行统计，《伤寒论》大多数方剂的药水比都在 1 : 7.3 上下；加水倍数在 5.0 ~ 9.9 的方剂共有 68 首，占全部 92 首方剂的约 74%，也就是说大约有 3/4 的方剂，它们的药水比在 1 : 5.0 ~ 1 : 9.9 的范围内。由上述计算和分析可以看出，《伤寒论》汤剂的药水基本符合当时对汤剂加水量的普遍要求。

另外，对《伤寒论》《金匮要略》两书中常用药物的剂量进行了比较与分析。两书中常用药物大部分相同，共 20 种，其中大部分的平均剂量、常用剂量、剂量分布区间、常用剂量范围基本相同，只有少数药物有不同。说明《伤寒论》和《金匮要略》二书同出一脉，用药剂量基本一致。

第三节　经方剂量变化

一、经方剂量变化概说

临床用经方，必然要按经方原本剂量用药。中医在传承授受过程中，药物用量的经验，包括药物用量范围、医家对症量效关系的把握都可能出现变化。变化可能发生在师徒授受的直接传承过程中，也会发生在由书本知识的间接传承过程中；既可能是渐变的，也可能是突变的。就渐变而言，在一代人的传承过程中出现的变化或许不大，但几代人、十几代人甚至几十代人的传承，其变化就可能很大。至于突变，由于某个社会、政治、疾病等方面因素影响，医家不得不对药物用量做很大的变动。张仲景药物用量经验的传承，很多时候是通过著述和阅读的途径间接地完成。在这间接的传承过程中，上游和下游不直接接触，药物用量经验由文字记载，由阅读获得，所以国家度量衡标准的变化就会对传承产生突出影响。我国历史上度量衡标准曾出现过许多较大的变化，因此经方药物用量经验也出现了许多变化。

1. 三国晋唐时期经方药物用量与汉基本一致 对经方药物用量经验传承的文献进行研究，最好以医案为依据。因为医案能够如实记载临床方药用量。三国至晋唐时期的医案数量较少，且多为验案，从《千金要方》《千金翼方》《外台秘要》记录的少量医案来看，这一时期方剂的计量单位、加水量、服用量与《伤寒论》基本一致，且参照文献资料来看，这一历史时期的药物用量仍沿用汉制。

2. 宋代经方药物用量骤然下降 宋代医家临床经方用量考察有一定难度，原因是宋代医家使用经方的医案较少。许叔微《伤寒九十论》虽然记载了一些经方医案，但其中没有用量的记录。不过，我们从宋代的一些医书中，仍然可以清楚地看出宋代医家在应用经方时剂量折算的特点。以宋代官修方书《太平惠民和剂局方》记载的三首经方（麻黄汤、小青龙汤、防己黄芪汤）的剂量为例，对张仲景原书记载的药物用量与《太平惠民和剂局方》的记载进行比较，可以看出宋代医家在应用经方时，方药的用量被大幅缩小。一般情况下，宋代医家的临床方药用量只有张仲景用量的 1/3 ~ 1/9。宋代医家对经方的应用是这样一个剂量水平，对其他方剂的应用也是这样一个剂量水平。

宋代医家在应用经方时虽然普遍大幅缩减用量，但仍有部分医家在临床遇到较为严重的病例时，通常不会每服仅仅三、五钱，而是用大剂量汤剂治疗，即按照汉唐时期医家的用量标准。关于这一点，宋·庞安时在《伤寒总病论》里面说得很清楚。他把汉唐时期的汤剂称为"大汤剂"，因为汉唐时期汤剂的用量都很大。庞安时说，对于那些不太严重的轻证，或者身体不是很强壮的患者，可以采用煮散剂治疗，而不必采用汉唐时期的"大汤剂"。不过，如果病情严重，"病势大"，那就不可再用煮散剂，医家"宜根据古方行之"，一定要改用"大汤剂"去治疗。庞安时的这些话清楚地告诉我们，汉唐时期的汤剂，其剂量大，作用强烈，因此有些病患承受不了，需要谨慎使用。庞安时的这些话也告诉我们，宋代医家在临床上虽然多用煮散，但他们在遇到重症病例时，仍然使用汉唐时期的大汤剂，使用张仲景《伤寒论》记载的大剂量。所以，认为宋代医家临床用药量都很小的这一观点并不符合历史事实。当然，从总体上看，宋代医家的临床方药用量与汉唐相比，的确是下降了很多。

3. 金元经方药物用量与宋代相近 金元时期的医学以李东垣、刘河间、朱丹溪、张子和为最，无论在金元当时，还是后世，四大家影响都很大。四大家的医案存世不多，散见于各人的著作，以及《名医类案》《古今医案按》等书中。我们可以通过他们的医案考察他们的方药用量，间接了解金元时期医家应用经方或经方药物的剂量。

宋代广为应用的煮散剂，金元医家仍沿用。在用量上，金元医家亦在某种程度上继续着宋代医家"小剂量、窄范围"的特点。不过，今天我们对于金元医家临床药物用量特点的考察仍然面临三大问题：一，医案少，医案记录临床药物用量，直接反映医家在临床上的实际用量，而论著中载录的方剂与实际用量还有一些不同。二，绝大多数都只记载药物，而不记载药量。三，那些极难得的载有药物用量的医案，常常没有说明是日服量，还是单次服量。

4. 明清汤剂回归仅带来经方药物用量小幅回升 由于煮散剂有它的固有缺点，其最主要者有二：一为用量过小；二为粗末状态的药材不利于鉴别真伪。如《苏沈内翰良方》指出，煮散剂将药材制成粗末，这导致了"辨药之难"。煮散剂在普及应用一段时间后，疗效下降、药材掺假等质量问题也慢慢显露出来。所以，煮散剂经过唐末和宋代三、四百年的应用，在明代以后又渐渐被汤剂取代。但是当明代医家重新应用汤剂的时候，用量却很难回归到三、四百年前汉唐的大汤剂，只是在宋代煮散剂的剂量基础上略有回升。如明代著名本草学家李时珍"古之一两，今用一钱可矣"的说法，就代表着当时主流医家看待古今方药用量折算的观点。清代方药用量与明代并无显著差异。

5. 民国权衡量值变化致方药用量小幅下降 1928 年，民国政府决定采用万国公制进行计量，权衡改为以 500g 为 1 斤，不过仍然采用 16 两制，这样 1 两之重就由 37.5g 下降到 31.2g。这个过程，很多人都没有注意。医生们仍然像过去一样开处方，过去开 1 钱、2 钱、3 钱、1 两，改制以后仍然开 1 钱、2 钱、3 钱、1 两，但此时的 2 钱、3 钱、4 钱、1 两，其量值已经不是彼时的 2 钱、3 钱、4 钱、1 两，其重量分别下降了 0.8g、1.95g、2.6g 和 6.3g。单从民国时期权衡量值的变化来看，这一时期临床方药用量出现了小幅下降。由于量值变化不大，所以人们并未在意，亦很少有人提及。这种改变对于中医临床处方来讲，似乎是一个静悄悄的改变。

6. 当代经方药物用量稍有增大 人们都注意到当代临床方药用量有了明显增大，原因非常复杂。首先是药材质量下降。随着自然环境的变化，栽培技术的改进，药材产地与药材生长周期也出现变化，气味浓厚纯正，有效成分含量高，力大效宏的道地药材越来越少。现在临床所用多为栽培之物。药农为了提高产量，多获利益，往往多施肥料，药材生长很快，药材肥硕，但有效成分含量却不高。其实这种现在早在古代就出现了。清代医家黄凯钧在《友渔斋医话》中说：当时药材"生不敷销，无以应天下之求。土著者乃有下子分根之法。如茯苓乃百年松脂所化，近以松枝埋于土中，三年可采。凤州党参、陕州黄芪、於潜白术，无不种者，安能气味雄厚，得及上古哉？！"药材质量下降的情况下，为了取得良好的疗效，人们便增大了药物用量。另外，当代在药材采收季节、有效部位、炮制、储存等多方面的操作多有不规范之处，伪劣药掺杂情况也时有发生。这些因素影响药材质量，所以医家在斟酌处方用量时，也往往会增大药量。

当代临床方药用量增加也与当代人耐药性增加有关。另外，当代人的身体状况与往日大不相同，这也是需要增加药物用量的一个因素。当代人的生活方式发生了巨大改变，影响人们身体状况的因素比往日更加复杂，食物品种增多，营养丰富，体力活动减少，热量过剩，以致人们的体质出现新特点。比如毒性物质在身体内累积，身体对毒性物质的耐受，从而引起身体对药物的敏感性降低。同时，疾病也呈现多种病变同时存在、错综复杂的特点，寒热虚实混杂。种种因素导致中药临床用量的增加。

二、经方剂量变化评价

张仲景的著作约成书于公元 2 世纪，在其后 1800 多年间，薪火相传，并无断裂，主要以师徒相传、父子相传为主流形式。经方药物剂量自《伤寒杂病论》成书始至当今，其临床用量出现了显著的变化，在两晋隋唐经过了用量相对持平的时期，经细致全面的研究认为，经方本原剂量 1 两为 13.8g，其后至宋代用量出现了大幅的滑落，缩小至本原用量的 1/4、1/5，甚至更小，一直影响到当今的剂量。这其中，有医学、历史、社会、文化、政治因素参与其中，从而使得千百年来经方本原剂量迷雾重重，莫衷一是。厘清经方剂量变化的历史脉络、演变流域，对于中医临床工作者来说是十分必要的，也为临床更好把握用药剂量提供科学有力的依据。另外现代科学技术也促进了人们对经方药物的认识，包括对中药有效性和安全性的认识，这也促使医家更为科学地把握药物的临床用量。

经方剂量变化让我们发现历史上中药临床用量存在着"重剂起沉疴"与"四两拨千斤"两种截然不同的剂量特点，众所周知，临床病证十分复杂，患者个体差异很大，对方药的反应性和敏感性差别也很大，有些病例需要较大剂量的方药才能产生较好疗效；而有些病例，仅仅小量方药便能产生较好疗效。这就是中医方药的临床用量差别很大，而疗效都好的一个原因。而对于何病何证何类患者该用重剂，对于何病何证何类患者该用轻剂，是值得我们进一步研究和探讨的问题。

第四节　经方剂量主要特点及影响因素

一、经方药物用量级度

经方药物用量与功效具有密切相关，其根据其功效不同分为不同的量级，主要体现在以下两方面：一是随着药物用量的变化，功效随之发生变化。如桂枝 3 两及以下以解肌散寒祛风，温阳化饮为主，4 两以温通心阳，兼有平冲降逆之功，5 两主要以平冲降逆为主；干姜用 3 两主要发挥温中散寒，温胃化饮的功效，4 两以上具备了散寒止痛的效果。二是药物的功效随用量的增加而增强。如生姜和胃止呕和散寒化饮的力量随着用量的增加而增强；半夏降逆止呕的力量亦随用量的增加而增强；茯苓的利水作用随用量的增加亦有增强之势。

以桂枝为例，《伤寒论》与《金匮要略》中，共有 74 个经方用到桂枝，有 16 个层次，1 分的 1 方，3 分的 3 方，10 分的 1 方，等分的 2 方，6 两的 2 方，半两的 2 方，6 铢的 1 方，18 铢的 1 方，1 两的 4 方，1.5 两的 2 方，1 两 16 铢的 1 方，1 两 17 铢的 1 方，2 两的 12 方，3 量的 33 方，4 两的 7 方，5 两的 1 方。现将桂枝量效规律分析如下：

（1）1 两左右桂枝量效规律分析：桂枝小量主要用于解表，与麻黄相配。麻黄升麻汤治肺热脾寒证，重发散而轻温补，故桂枝用 6 铢以温养脾胃，兼助麻黄发越郁阳；桂枝二越婢一汤治表郁兼有里热轻证，用桂枝 18 铢配麻黄微法其汗；桂枝麻黄各半汤和桂枝二麻黄一汤均治表郁轻证，分别用桂枝配小量麻黄辛温小汗以解表。枳实薤白桂枝汤重在治腹满，故用 1 两桂枝温通心阳。桂枝甘草龙骨牡蛎汤重在除烦，故用桂枝 1 两配甘草温补心阳。竹叶汤和柴胡桂枝汤中的桂枝以解肌祛风为主，肾气丸中的桂枝配伍在大量滋阴药之中，主要取其少火生气之功。柴胡加龙骨牡蛎汤中的桂枝取其通阳解表之功。可见 1 两左右的桂枝主要是治疗轻度表证和阳气不足轻证。

（2）2 两桂枝量效规律分析：2 两桂枝主要用于麻黄汤类方，即麻黄汤、麻黄加术汤、大青龙汤、葛根汤和葛根加半夏汤，方中的桂枝助麻黄辛温发汗解表。用于水饮内停的 4 方，即茯苓甘草汤、茯苓泽泻汤、木防己汤和木防己去石膏加茯苓芒硝汤中的桂枝以通阳化气为主。温经汤和桃核承气汤主要治疗瘀血内停疾病，其中的桂枝以温经通络为主。厚朴七物汤主要治疗腹满兼表证，故用桂枝解肌祛风为主。可见桂枝 2 两主要用于邪实为主的疾病，多为臣使之用，治疗以助麻黄辛温解表和通阳为主。

（3）3 两桂枝量效规律分析：3 两桂枝主要用于桂枝汤及其变方，其中以桂枝汤加味的方子有 12 个，主要作用是配伍芍药以解肌祛风、调和营卫治疗中风表虚证。其中的建中汤类 2 方中的桂枝还有温中功效。桂枝去芍药汤、桂枝去芍药加附子汤和桂枝去芍药加蜀漆牡蛎龙骨救逆汤中的桂枝除了解肌祛风以外，还有温通心阳的作用。桂枝去芍药加麻黄附子细辛汤中的桂枝以解肌通阳为功。炙甘草汤和黄芪桂枝五物汤中的桂枝以温阳复脉为主。当归四逆汤类 2 方中的桂枝用其温经散寒作用。柴胡桂枝干姜汤和小青龙汤类 2 方中的桂枝除了解肌之功，还有助阳化饮之效。防己茯苓汤、苓桂术甘汤和桂枝生姜枳实汤中的桂枝皆以助阳化饮为主。泽漆汤中的桂枝以通阳散结为主。黄连汤中的桂枝以交通上下，温助脾阳为主。土瓜根散中的桂枝以温阳通络为主。风引汤中的桂枝以制约咸寒之品为主。可见桂枝用 3 两以治疗虚证为主，主要以解肌祛风，温心助阳为主。

（4）4 两桂枝量效规律分析：桂枝用 4 两见于桂枝甘草汤，药味少而量大，主要以温通心阳为主。桂枝附子汤、甘草附子汤和桂枝芍药知母汤等痹证中的桂枝主要以温经通络散寒为主。桂枝人参汤为中焦虚寒兼表证，这里的桂枝后下主要以解表散邪为主。茯苓桂枝甘草大枣汤和桂苓五味甘草汤治疗发汗以后损伤心阳，下焦寒水欲作奔豚或者已作奔豚之证，其中的桂枝除了温通心阳之外，还有平冲降逆之功。而桂枝加桂汤治疗烧针后奔豚发作之证，桂枝用至 5 两，取其平冲降逆之功。可见桂枝大量以治疗心阳不足为主，主要功效为温通心阳、平冲降逆；同时治疗风湿痹证，以散寒祛风、温经通络为主。

综上，桂枝用 1 两左右主要治疗表郁轻证和阳虚轻证，作用以解肌祛风，温通心阳为主，多用于邪实为主的疾病，为臣使之用，与麻黄、茯苓相配以治疗伤寒表实证和水饮内停证，作用以辛温散寒，助阳化饮为主。桂枝用 3 两以治疗中风表虚证为主，还可以治疗阳虚性和血虚性疾病，主要以解肌祛风、温通心阳、助阳化饮、辛温通络为主。桂枝用 4 两大量以治疗心阳虚为主，主要功效为温通心阳、平冲降逆，同时可以治疗风湿痹证，以散寒祛风、温经通络为主。桂枝用 5 两以平冲降逆为主。

二、经方药物煎煮对剂量的影响

中药的煎煮是影响药效的一个重要环节,《伤寒论》中有98首汤剂每方后都注明了详细煎服方法, 充分体现了张仲景对煎服法的高度重视。煎煮方法之所以重要, 主要体现其与疗效、有效成分的溶出量有关, 而这些因素都直接影响药物的用量。

1. 用水量　经方煎药用水量的一般规律是: 当药物用量一定时, 若用水量过小, 不利于药物中有效成分的充分溶解与析出, 若用水量过大, 则药物的煎煮时间也会相应延长, 一方面会使某些有效成分挥发或者破坏, 另一方面因汤液过多不利患者服用。因此, 根据病机性质恰当地决定煎药的用水量、煎煮时间与药水比例, 是决定药物中有效成分能否充分煎出的前提, 也是决定能否最大程度破坏其毒副作用成分的保证。《伤寒论》中汤剂的煎取量在八合至六升, 其中二或三升占绝大部分, 按东汉时期一升合现代200mL 计, 现代要求成人量每剂煎至 400 ~ 600mL, 与其大致相符。

2. 煎煮时间　《伤寒论》对汤剂的煎煮时间也有规定, 其观察耗水量决定煎药的时间。凡《伤寒论》汤剂均注明加水量及煎取药液量。《伤寒论》中虽无方药煎煮时间的明确记载, 但从煎药耗散的水分可以看出煎煮时间有很大差异, 这是根据药物性能和病情而定的。需长时间煎煮的如桂枝新加汤、小柴胡汤等, 均以水一斗二升煮取三升, 干姜附子汤则更以水五升煮取一升; 需短时间煎煮的如茯苓甘草汤, 以水四升煮取三升。由此可知, 张仲景对煎药的时间也有要求, 值得我们进一步研究。

3. 煎煮次数　经方的煎煮次数不同于现代的两次煎煮,《伤寒论》中的汤药均是一次煎煮完成, 正如李中梓在《本草通玄·用药机要》中所言:“药渣再煎, 殊非古法, 味有厚薄, 气有轻重, 若取二煎, 其厚且重者尚有功力, 其轻且薄者, 已无余味。”经方用量虽较大, 但因为只煎一次, 水也只加一次, 有效成分在同一时间与温度下析出, 其成分也均匀分布在这一次的煎液中, 一次煎煮的有效量皆尽服, 这样量效关系较易掌握。

很多学者研究发现, 在煎取量一定时, 煎出率与剂量成反比, 即低剂量方煎出率显著高于中剂量方煎出率, 中剂量方煎出率亦显著高于高剂量方煎出率。说明在煎取量一定时, 饮片汤剂用药量越少, 煎出率越高, 反之亦然。原因可能是饮片吸水量随饮片量增大而增多。以葛根芩连汤为例, 按经方一两折合 13.8g 换算药量时, 对比了本原煎煮法与现代煎煮法有效成分的煎出量, 发现经方本原煎煮法有效成分煎出量为现代常规法的 47%~74%, 干膏率达到 67%, 提取率较低, 即当全方为高剂量时, 现代常规法优于本原煎煮法。这说明按一两折合 13.8g 时在一定程度上存在着药材的浪费, 同时提示临床增大饮片使用量时, 如果煎煮方法不当, 并不能保证有效成分煎出量的等倍量递加。同时结合现代煎药特点, 其加水量可以为总方药量的 11 ~ 17 倍, 认为《伤寒论》的本原煎煮法在现代条件下亦具有实际可操作性。

4. 火候　张仲景的经方只在第一首方剂桂枝汤提到了要求用“微火”煎药, 和葛根汤的方后注有:“上七味, 以水一斗, 先煮麻黄、葛根, 减二升, 去白沫, 内诸药, 煮取三升, 去滓, 温服一升。覆取微似汗。余如桂枝法将息及禁忌, 诸汤皆仿此。”其后诸方均未提及煎药的火候，根据张仲景行文的习惯与特点，可以认定除特殊煎煮法外，其后所有的汤剂的煎药火候均应是微火煎煮，不可能是后世医家所谓的急火或武火等煎煮法。因为从汉代度量衡考证，汉时 1 升为今之 200 毫升，如四逆汤等方应用有毒之生附子，虽去皮并破八片，但只用 3 升（600 毫升）水煎药。此类含有生附子的经方，如不久煎必致严重毒副反应。然而在此类经方中张仲景并未提及煎煮的火候与煎煮的时间，只注明以水 3 升煮取 1 升。如用武火煎煮，必致严重毒副反应。而且《伤寒杂病论》全书中的各方，均只注明是以水若干升，煮取若干升。试想，若无明确火候，其煎煮时间必不一致，其药物煎出浓度与煎取药量无法保证，疗效也必难以保证。因此，我们认为，张仲景经方的煎煮方法，均是遵《伤寒杂病论》中桂枝汤所示范的煎药方法，即是"微火"煎煮法。

三、经方药物用量控制

剂量是方药功效的基本元素。中医临床实践不仅要坚持辨证论治的原则，也要遵循"随证施量"的原则。所谓随证施量，就是依据证的具体情况增减处方的方药用量，或调整处方的药物用量比例。它体现和实践着辨证论治精神，是辨证论治的重要内容。主要包括以下内容：

（1）依据证的轻重增减处方全方或单味药物的用量。如《伤寒论》桂枝汤的服法、柴胡桂枝汤的应用即体现了这一原则。桂枝汤证若服桂枝汤一、二服，仍未能汗出病解，此说明药力不够，后服当缩短服药间隔时间，在大约半天的时间里，将 3 服药全部服下；若病重，应该白天晚间都服药，在未能汗出病解的情况下，一昼夜可以服 3 剂 9 服药。柴胡桂枝汤证是太少同病，日久邪少证轻的病证，症见发热微恶寒、微呕，所以将桂枝汤与小柴胡汤合方，剂量减半。《伤寒论》桂枝麻黄各半汤、桂枝二麻黄一汤、桂枝二越婢一汤的应用也体现了这一原则。

（2）依据病证症状的轻重程度增减处方全方或单味药物的用量。如《伤寒论》对半夏泻心汤、生姜泻心汤和甘草泻心汤的应用，就体现了这一原则，寒多，兼水饮食滞，增加姜的用量，生姜合干姜共用 5 两；中气虚损较重，炙甘草增至 4 两。又如邪热壅肺证用麻黄杏仁甘草石膏汤治疗，素体有寒者，石膏减量；热盛者，石膏加量；喘重者，杏仁加量。

（3）依据患者体质特点增减处方全方或单味药物的用量。如《伤寒论》载"太阴病，脉弱，其人续自便利。设当行大黄、芍药者，宜减之。以其人胃气弱，易动故也。"即体现了这一原则。

参考文献

［1］傅延龄，张林，宋佳．中药临床用量流域研究［M］．北京：科学出版社，2015．

［2］傅延龄，宋佳，张林．经方本原剂量问题研究［M］．北京：科学出版社，2015．

［3］仝小林．方药量效学［M］．北京：科学出版社，2013．

［4］傅延龄，徐晓玉．中药临床用量流域研究［M］．北京：科学出版社，2015．

［5］孟春芹，王瑞平.《伤寒论》经方剂量与合理处方施量探讨［J］.实用中医药杂志，2016，32（8）：838-839.

［6］刘起华，文谨，陈弘东，等.从《伤寒论》煎煮法探讨经方剂量的合理使用［J］.中医杂志，2016，57（13）：1081-1085.

［7］高卫平.经方量效关系及相关影响因素的理论研究［D］.北京：北京中医药大学，2012.

［8］王付.经方用量探索与实践［J］.中医杂志，2012，53（22）：1899-1901.

［9］余秋平，韩佳瑞，焦拥政，等.论经方煎煮法中的量效关系［J］.中医杂志，2012，53（3）：187-189.

［10］仝小林，崔勿骄，崔新育，等."神农秤"质疑［J］.中华医史杂志，1996，26（4）：251-254.

第四章　影响方药量效关系的重要因素 ▷▷▷▷

方药量效关系影响因素诸多，包括药材的质量、药物炮制、剂型、煎煮和服药方法等。

第一节　药材质量对"量"的影响因素

一、中药质量影响因素

1. 品种基原　中药品种的基原混乱，加之类同品、代用品和民间用药习惯不同，造成许多中药同名异物、异物同名、一药多基原现象。品种不同，其有效成分和主要化学成分含量差异很大，直接影响中药质量和临床疗效。

2. 药材产地　许多常用中药材由于产地不同，其地势、土壤、水质、气候（气温、光照、降雨）各异，直接影响动植物的生长和化学成分的蓄积，即同一药材由于产地不同而质量相异。"道地药材"是保证药材质量的重要因素之一，如梁代陶弘景曰："诸药所生，皆有境界。"

3. 采收环节　药材质量和产量与其采收年限、季节、时间、方法等直接相关，药材采收必须依据植物"春生、夏长、秋实、冬藏"的生长规律及药物的具体作用，选择最佳的采摘时节。

4. 加工炮制　《本草蒙荃》曰："凡药制造，贵在适中，不及则功效难求，太过则气味反失。"可见中药质量优劣与炮制是否得当直接相关。具体炮制环节涉及药材净制、切制、温度、加热方式、时间的长短以及辅料的选择等。

5. 贮藏养护　贮藏养护不当可造成中药质量变异，表现为虫蛀、霉变、泛油、变色、气味散失、风化、潮解、粘连、腐烂等。质量变异自身因素与水分、淀粉、黏液质、油脂、挥发油、色素有关；环境因素与库房的温度、湿度、日光、空气、霉菌、虫害、包装容器及贮存时间有关。

6. 其他因素　如药材制假掺杂、以次充好等。

二、药材质量评价方法

评价药材质量的过程包括确定药材品种和产地、药材取样、部位取样、有效部位确定、药效物质基础研究、有效成分代谢研究、质量评价、质控指标的确定、样品处理方法、分析测试方法、数据处理方法、质量评价方法。

中药成分极其复杂，单一模式的分离技术已不能完全适应研究需要，采用多维、多模式的分离分析方法，可以极大提高检测容量和检测灵敏度。根据中药多组分、多靶点的特点，应用多种分析方法，应建立具有普适性、专属性的成分分析和质量检测方法；建立由单一指标性成分向多指标成分发展的质量控制和评价方法，以及适用于复杂化学体系的综合分析测试及评价方法。

第二节 煎煮对方药"量"的影响

一、煎煮过程中影响疗效的因素

1. 煎煮用具 中药煎煮容器以耐火的砂锅、陶罐为好，亦可用搪瓷器皿或者玻璃、不锈钢器皿，因为这类器皿具有导热均匀、化学性质稳定、水分蒸发小、散热慢的特点，不易使药物化学成分发生变化；忌铁、铜、铝等金属类容器。

2. 清洗 中药煎煮前，一般不宜清洗，因为有的药材含有易溶于水的糖和苷类，或为粉末状，或在炮制过程中加入了蜜、酒、胆汁等辅料，清洗后会导致药效降低、分量减少、部分辅料丢失。如药材确实较脏，可在浸泡前用水快速漂洗。

3. 浸泡 中药饮片在煎煮前需放在容器内进行浸泡，使药物的表面湿润、变软、植物细胞膨胀，以便有效成分部分溶出，同时可避免在加热煎煮时药材组织内所含蛋白质固化、淀粉糊化而影响药物有效成分的煎出。浸泡水温一般不超过 60℃。

4. 煎煮加水量 中药复方汤剂煎煮时加水量的多少对煎出液的质量影响明显。一般药材而言，一煎加水量为超过药面 3 ~ 5cm，二煎加水量为高出药渣表面 1 ~ 2cm。

5. 煎煮火候 中药煎煮时，一般先用武火即大火将药液快速煮沸，然后用文火即小火慢慢煎煮。

6. 煎煮时间 煎煮时间在中药复方汤剂煎煮过程中非常重要，适宜的煎煮时间对提高药物临床疗效有重要意义。一般头煎沸后再煎 20 分钟，二煎沸后再煎 15 分钟；解表药头煎沸后再煎 10 ~ 15 分钟，二煎沸后再煎 5 ~ 10 分钟；滋补药头煎沸后再煎 30 分钟，二煎沸后再煎 5 ~ 10 分钟。

7. 煎煮次数 中药煎煮时药物有效成分首先溶解在进入药材组织的水中，然后再扩散到药材外部的溶液中，当药材内外溶液的浓度达到平衡时，因渗透压平衡，有效成分就不再继续溶出了。这时，只有将药液滤出，重新加水煎煮，有效成分才能继续溶出。常规方剂煎煮 2 次，滋补药可增加 1 次。头煎煎出率大约为 30%，二煎为 40% ~ 50%，2 次合并可得 70% ~ 80%。而三煎、四煎仅占 20%~30%。

8. 煎出量 中药煎剂的服用方法多为将头煎与二煎药液合并混匀，每次服用量约 150 ~ 200mL，总煎取量约 300 ~ 400mL，儿童减半，分早晚 2 次服。加水量增加，煎出药液量随之增加，如果患者难以完全服下会造成浪费，使疗效难以提高。

9. 煎出液的质量要求 依法煎出的药液应有原处方中各味中药的特征气味，无霉烂、酸腐等气味。剩余的残渣无硬心、无焦化、无糊化，挤出的残液量不超过残渣总重量的 20%。

10. 其他因素　此外，煎煮中还有先煎、后下、包煎、另煎、烊化等特殊的煎煮要求，亦会对临床效果产生影响。如乌头、附子等毒性较强的药物，先煎后其毒性会显著降低；而青黛等煎煮后容易悬浮于液面，不易服用，则需要包煎；羚羊角等为了保存其有效成分，防止同煎时被其他中药吸附，宜单独煎煮后与其他药液混匀服用。某些中药黏性很强而极易粘锅焦化等，在煎煮过程中，均应根据特殊要求进行相应处理，才能物尽其用，收到最佳临床效果。

二、煎煮与方药量效的关系

规范的中药煎煮是量效关系相关实验研究和临床研究的基础，是实现方药量效关系研究可重复的前提。

复方汤剂是中医临床用药最主要的形式，医生可以根据患者病情，随证加减调整处方，具有很好的灵活性，适用范围广；同时，汤剂也具有易吸收、起效快的特点。因此，长期以来，复方汤剂是中医临床用药的主力军。但煎煮过程中诸多因素影响了复方汤剂有效成分的析出，从而造成了临床疗效的巨大差异。探寻一种合理规范的中药煎煮方法，不仅对节约原料、提高临床疗效有非常重要的意义，而且对实现中医现代化、标准化也有巨大的推动作用。

第三节　药液、血药成分对方药量效关系的影响

一、药液成分对方药量效关系的影响

中医运用方剂时，以"君、臣、佐、使"的方式进行药物的搭配，通过多味药物协调，体现中医药治疗多成分、多靶点和系统调控的思想。中药配伍非常严谨且灵活，方中药味相同，仅用量不同，其君臣佐使关系发生改变，整个方剂的功效也会大不相同。因此中药方剂中药味的配伍、药量的多寡都是影响临床疗效的关键。应用西医学方法研究中药复方作用，早期多停留在对中药作用机理的初步认识阶段，以观察药效为主。究其原因，一是中药方剂作用机制复杂，要全面观察存在极大困难，二是中医方剂化学组成复杂，应用目前的方法不能对全部（或大部分）成分进行研究和观察，其化学物质基础及作用规律不能在短期内得到全部揭示。

中药方剂的有效成分是指中药方剂中所含有的所有与该复方临床应用目的密切相关的药理活性成分。现代研究发现，中药方剂水煎液的有效剂量范围往往很窄，难以体现显著的量效关系，但中药有效成分或有效部位作用的量效关系较易体现。中药有效成分常常是同一结构类型的多种物质，含有一种主要有效成分或一类化学结构相近的有效成分即为有效部位，如中药中的生物碱、黄酮、有机酸、氨基酸、萜类、蒽醌、香豆素等。有些成分不具备生物活性与相应药效作用，不能起到防治疾病的作用，这些成分被视为无效成分。但随着现代中药研究手段和技术的发展，研究领域的深入，对中药有效

物质基础研究和认识不断提高，过去被认为无效的成分，随着人们的认识与研究深入，可能发现新用途。如过去被认为无效的多糖、蛋白质、多肽等成分，后被发现具有良好的生物活性和药理效应。还有一些成分，经采集、加工、炮制后发生化学结构改变而具有良好的药效作用。还有一些成分吸收进入血液后才能发挥药效作用，这些成分可能是原型成分，也可能是代谢产物或转化成分，故最初的原型成分也可认为是有效成分。同一中药复方往往可以治疗多种病症，同一复方中的有效成分在不同治疗目的时可能是不同的。中药方剂配伍后的化学成分不同于单味药化学成分的简单加和，所以对中药方剂的量效关系研究首先要完成对其有效物质基础的认识与确定。

经过长期研究和临床实践反复验证，很多现代新技术制成的中药复方制剂反而达不到汤剂的效果。有时提取和纯化程度越高，疗效越不理想。这是因为有些中药方剂进行成分分离后，整合作用消失而难以发挥其原有作用。中药的多指标质量评价已成为行业共识，但要想建立一种针对所有中药都有效的万能质量评价模式是不切实际的。近年来，科学家们尝试通过揭示中药的活性成分群，建立基于疗效的评价方法，已有一定效果。

二、血药成分对方药量效关系的影响

中药方剂组成复杂，成分众多，在体内的吸收、代谢过程受到多种因素影响，只有吸收进入血液的成分及其代谢产物才能发挥药效，所以真正起到药效作用的成分跟提取出来的成分可能会有所不同。近年来我国学者积极引入现代科学技术，开展中药药效物质基础研究工作，对于阐明中药方剂的量效关系起到了很好的促进作用。

药物的药理效应是靶部位的药物浓度决定的，因此表观药效的经时变化与靶部位药物浓度的经时变化具有直接相关性，明确中药方剂多成分的体内动态过程，是阐明中药方剂量效关系的必要条件。中药在体内的吸收、分布、代谢、排泄使中药在不同器官、组织、体液间的浓度不断发生变化，借助药代动力学，可以观察到中药复方通过对血药浓度的调控作用发挥不同的治疗效果。中药成分在代谢酶和肠道菌群作用下发生水解、降解等代谢反应，改变了中药中各成分的构成比例，产生不同的疗效。此外中药代谢具有内化代谢的特殊性，可经多步生物转化最终代谢成内源性中间代谢体，整合到人体代谢过程中发挥药效，还可影响人体内源性小分子代谢物从而导致人体的生化过程发生变化产生药效作用。经方量效关系研究，可从大量临床有效证据出发，从反向药代动力学角度找到中药作用的靶组织、靶细胞，建立体外药效学模型，筛选、发现活性成分并进行机制靶点研究。

中药本身是一个复杂的物质基础整体，对应不同的特定"组分结构"，中药方剂配伍就是通过不同的组分结构比例实现不同的治疗效果。尽管中药方剂发挥良好的治疗效果得益于其多成分多靶点的作用模式，但在临床用药中，中药多成分相互作用也会导致中药有效成分的药动学和药效学改变。这种相互作用可发生在中药成分在体内吸收、分布、代谢、排泄的各个过程，导致有效成分在其靶部位的浓度和持续时间发生改变，从而影响药物的起效时间、药效强度及药效持续时间。临床中药方剂多以口服给药，需要通过肠上皮细胞中转运蛋白的运输发挥疗效。转运蛋白对特定药物具有底物专属性和多选择性，由于中药成分的复杂性与多样性，会出现与转运蛋白有关的竞争性或非竞争性中药多成分相互作用，使中药入血成分表现出的药动学行为产生较大差异而影响疗效。肝脏与胃肠道是药物代谢的主要部位，中药成分也可通过抑制或诱导相关代谢酶，缩短或延长药物的作用时间，改变有效成分的药动学行为，引起方剂量效关系发生改变。临床中很多中药成分经过肠内菌群的代谢，才能达到治疗效果。针对方剂的药物配伍，肠道菌群对中药有毒成分具有增毒或减毒的作用，以此改变治疗效果。

药动学－药效学（PK–PD）模型是综合研究体内药物动力学过程与药效量化指标的动力学过程，将两种不同形式过程复合为统一体，实现药量与效应之间的转换。可以克服既往对药物药效学评价局限于药物的药理效果，给药以后无法了解药物体内过程改变对药效的影响的缺点。根据靶标成分在不同时间点的血药浓度与各内源性生物标志物相互关系建立 PK–PD 关联模型，阐明方剂体内代表性组分的量－时－效关系，优选出方剂的药效学潜在靶标成分。特别是证治药物代谢动力学、辨证药物代谢动力学等新理论的提出，将"证机体"方剂理论与药动学进行有机结合，研究方剂的药物配伍对各药物在体内化学成分的变化，继而对疗效和不良反应产生的影响。

含药血清是指给动物或人服用药物一定时间后进行采血、分离的血清，该血清中含有原型药物成分及其代谢产物，是真正起作用的物质。日本学者田代真一进一步提出了血清药理学和血清药物化学的概念，以中药口服给药后血清为样品，按传统药物化学研究方法，利用不同检测技术从血清中分离、鉴定移行成分，分析血清中药源性小分子物质及其次生代谢产物。进而以含药血清在体外的药理效应反映药物在机体内的作用，动物给药剂量越大，其吸收进入血循环的药物就越多，血药浓度就高，含药血清的体外药理效应就越强。这些研究方法相结合，既可以获得中药方剂的有效成分，研究中药方剂的药效物质基础，又可通过分析方剂配伍后成分的变化，研究血清中移行成分与方剂疗效的相关性，阐明体内直接作用物质的代谢及体内动态情况与疗效的关系。从入血成分全面分析的角度认识方剂的配伍规律，可避免体外化学成分研究的盲目性和采取个别成分进行药动学、药效学研究的片面性，全面地评价方剂的量效关系。

三、药液及血药成分的鉴定方法

中药方剂组成复杂，且中医所辨的"证"及中药作用机理模糊的特征，使得单一或几个化学物质难以全面评价中药方剂的物质基础与量效关系。而且由于化学成分种类众多，结构复杂，采用常规的分离鉴定技术难度较大。对于方剂物质基础研究需要建立专属性强、多成分同时控制的质量指标，建立完善有效的活性成分测定、多成分同步定量、特征图谱（或指纹图谱）检测技术。

中药指纹图谱是指某种中药材或中成药经适当处理后，采用一定的分析手段，提取其化学信息并加以描述，得到能够标志该中药材或中成药特性的共有峰的谱图，该技术是对中药物质基础整体特征的一种量化表达和解析手段。中药指纹图谱的整体性和模糊性正好符合中药质控整体性要求，较单一成分或指标成分分析方法，更具科学性和全面性。所以运用指纹图谱采集方剂复杂成分的化学信息，表征有效成分群的"共有特征"，具有统计学中多元随机分布的"模糊性"，符合中药复方有效性、复杂性和整体观理论。综合运用各种指纹图谱技术，结合计算机智能信息处理技术有助于认识方剂整体物质基础及配伍变化规律，对方剂的质量有一个比较全面的评价。

现代分析技术在指纹图谱中应用非常广泛，目前广泛使用的分析鉴定技术主要包括色谱法、光谱法、联用技术与振荡指纹图谱等方法。色谱法是中药指纹图谱研究中应用最广泛的分析技术，主要包括气相色谱（GC）、高效液相色谱（HPLC）和高效毛细管电泳（HPCE）；其他方法还包括质谱（MS）、核磁共振（NMR）和各种联用技术，如GC-MS、HPLC-MS、HPLC-MS/MS 和 HPLC-NMR 等。这些分析测试技术可提供大量化学成分信息，特别是联用技术在分离各成分的同时，也在线提供了活性成分的化学结构信息，是分析检测成分复杂而指纹特征信号弱的样品最有力的方法。中药中绝大多数成分都很难获得对照品，使得 HPLC 技术在中药物质基础研究中的应用受到了很大的限制。分析生物样品如血清、尿样时，原型药物与代谢产物的浓度通常比较低，内源性物质干扰又很大。HPLC-MS 技术是在 HPLC 分离复杂样品的基础上对样品中各化合物进行 MS 检测，提高了分析的选择性和灵敏度，同时能够提供化合物的结构信息，使得方剂中复杂成分的在线分离、鉴定得以实现。通过这些技术的应用，可以建立方剂的指纹图谱，全面了解方剂所含成分的概况。例如通过比较方剂混煎、单煎和单煎后混合的指纹图谱，可以研究方剂煎煮过程中发生的变化，通过对发生变化的成分进行深入研究可以在一定程度上解释方剂的配伍规律及其量效关系。

但是方剂化学指纹图谱所体现的化学成分有时并不能完全代表方剂药效的相关活性成分，某些化学成分含量高并不等于活性高，所以以此来评价方剂的物质基础存在一定的局限性。目前方剂的指纹图谱研究出现了很多新的研究方向与模式。有学者在进行方剂化学指纹图谱、药效成分鉴定和药效活性研究的基础上，充分利用现代化学与生物信息学研究成果，开展指纹图谱信息与药效活性信息相关性研究，以实现方剂化学指纹图谱向方剂药效组指纹图谱的转化，提出将指纹图谱的"谱"和中药的药"效"关联起来构建多维指纹图谱。根据药物特性采用适合的分析方法最大程度表征中药的化学信息，构建指纹图谱，获得相应的特征峰并分析其化学成分，建立相应的药效模型，进行多种药效指标的检测，获得药效学数据，通过一定的数学模型方法进行数据处理，对指纹图谱化学信息和药效指标进行相关性分析，建立指纹图谱-药效模型。这种研究方法通过不同学科间的综合运用，使中医"证"所表述的宏观指标与生物模型所建立的数学函数模型相关联，从而揭示中药方剂有效成分的组成、剂量和疗效的关系。

细胞膜色谱生物色谱技术作为一种新型技术近年来也开始用于中药活性物质筛选，常用的有分子生物色谱法和细胞膜色谱法，是通过药物与大分子蛋白或细胞相互作用，达到分离、纯化和筛选活性成分的目的。特别是体外细胞膜色谱法，可以快速、有效地对中药方剂的有效部位和活性成分进行初步筛选，为中药的高通量筛选提供了途径，非常适合方剂的效应及成分的复杂性。

近年来，网络药理学等系统生物学方法快速发展，广泛应用于中医药领域。网络药理学是在疾病表型－基因－靶点－药物基础上，采用网络分析方法预测药物发挥药效的活性成分，分析成分之间可能的相互作用，并探讨药物可能通过调节哪些生物网络发挥药效的作用机制，极大地简化了药效物质及其作用机制的发现过程。克服了中药在分离、纯化以及成分鉴定方面存在的困难。

第四节　剂型对方药量效关系的影响

在相同的中药方剂中，由于其配制剂型的不同，患者服药后所产生的药效、持续时间、作用等特点都会出现不同的差异。早在夏商时代，中药汤剂、酒剂就已开始制备应用，其后逐渐发展出丸、散、膏、丹等数十种传统剂型，沿用至今。中药剂型的现代化使中药在原有剂型的基础上，又增加中药配方颗粒剂、中药微粉等多种新式剂型。所谓"汤者荡也，去大病用之；散者散也，去急病用之；丸者缓也，不能速去之，其用药之舒缓，而治之意也"，充分说明了剂型与疗效密切相关。

一、中药汤剂及主要新剂型对方药量效的影响

（一）中药汤剂

汤剂是中国医药史上应用最早的剂型，早在3000年前的商朝已有"伊尹创汤液"之说。它是中医临床应用最为广泛的一种剂型，药物可随证加减，符合中医辨证论治的特点，汤剂多以水为溶媒，吸收快，能迅速发挥药效，在煎煮过程中各成分相互作用，这对成分溶出、分解及新物质的生成等都有很大影响。如三黄汤中的成分小檗碱可与其中的黄芩苷、大黄中的鞣质产生不溶于水的生物碱复盐，出现混悬，但随汤剂入胃后经胃液作用仍可分解起效，若制成注射剂，这种混悬物被滤去，反使药效降低。因此，大承气汤汤剂有效，改成注射剂则无效。

（二）中药配方颗粒剂

中药配方颗粒是将经过加工炮制的中药饮片，采用现代科学技术方法进行提取、浓缩、喷雾干燥等制成的颗粒状制剂，按常用量分装成不同的包装，以供临床配方使用。这种按标准化生产的新型中药饮片不仅体积小，有效成分含量高，服用方便，而且生产全过程有质量监控。对于中药配方颗粒剂是否保持了传统煎剂的药效，目前国内外尚无定论。由于传统汤剂是"群药共煎"，而单味中药配方颗粒剂采用的是分煎后合并，因此，目前针对复方合煎液与单味中药煎煮后合并液（分煎液）的差异性研究日益广泛。主要分为化学成分差异性、药效学差异性和临床疗效差异性3类。

1. 化学成分差异性　中药化学成分复杂，每味中药本身就是一个多成分混合物，中药合煎必定会导致成分的变化，有的溶出、有的沉淀，甚至产生新的化合物。中药中的皂苷是天然的表面活性剂，有助溶和增溶作用，合煎时有利于有机化合物的溶出。例如，甘草与附子配伍煎液中甘草黄酮的含量，合煎液（1.85%）明显高于甘草单煎液

（1.18%）；黄连解毒汤合煎后总栀子苷的提取率为97.4%，而各单味中药分别提取后合并液中，总栀子苷的提取率仅为6.3%，且黄连、黄柏与大黄、甘草合煎能改变小檗碱型生物碱的苦味，矫正口感。但也有研究表明分煎与合煎并无明显差异。范宋玲等采用液相色谱法测定古方清胃散分煎与合煎牡丹皮的有效成分芍药苷，结果表明，分煎剂中的芍药苷含量为0.2%，合煎剂中的芍药苷含量为0.18%，说明两种煎剂中芍药苷的含量无明显差别。

2. 药效学差异性　孙明瑜等研究小柴胡汤合煎液与分煎合液对不同剂量LPS诱导的大鼠发热模型的影响，发现小柴胡汤合煎液与分煎合液均有显著的解热作用，但小柴胡汤合煎液在解热的显效及持续时间上优于分煎合液。陈玉兴等通过研究天麻钩藤饮分煎与合煎对大鼠血液流变性、血小板聚集、小鼠毛细血管通透性、自主活动性、戊巴比妥钠睡眠时间的影响，发现在血瘀大鼠血浆比黏度的改善方面，分煎明显优于合煎；而其余指标分煎、合煎均无统计学意义。戈焰等采用自拟复方健胃舒颗粒，观察分煎与合煎是否存在药效差异。结果发现两组在抑制大鼠胃酸、胃蛋白酶活性，调节小鼠功能，促进小肠推进度及镇痛药理实验中的药效均无统计学意义，表明健胃舒颗粒分煎与合煎药效保持一致。

3. 临床疗效差异性　涂瑶生等采用随机双盲对照实验，用单煎与合煎两种不同煎煮方法制成的小青龙汤方，治疗88例慢性支气管炎急性发作期患者，结果表明，两种制剂在临床疗效和相关检验指标等方面无统计学意义。邵铭采用单味中药饮片精制配方颗粒柴胡疏肝饮治疗62例气滞胃痛患者，结果表明，柴胡疏肝饮精制配方颗粒治疗胃脘痛气滞总有效率96.77%，显效率80.65%，汤剂对照组总有效率90.33%，显效率48.39%，统计学比较总有效率$P > 0.05$，但显效率$P < 0.01$，表明精制配方颗粒组优于汤剂组。但四逆汤的研究结果却显示合煎的四逆汤强心作用强而持久，毒性低，较附子单用的毒性降低3/4。将干姜、甘草与附子分煎后混合，其毒性相当于单独服用附子。四逆汤中附子毒性降低的原因可能是附子中的有毒生物碱与干姜、甘草在共煎过程中产生了化学变化。可见在一些处方中合煎具有减毒增效的作用。

由此可见，合煎液与分煎液的差异性研究无论在化学成分方面，还是在药效学和临床疗效方面，均存在争议，相关研究还有待进一步深入。与中药汤剂相比，中药配方颗粒具有服用、携带方便等优点。但中药配方颗粒有悖中医"群药共煎"的原则，不具合煎过程，配方的整体疗效有可能会受到影响。

（三）中药微粉

中药微粉是以先进的物理或化学手段将中药制备成微米或以下的粉体。粒径1 ~ 75μm的粉体称为"微粉"，粒径0.1 ~ 1μm的细粉称"超微粉"。中药微粉是20世纪90年代开始兴起的一门新型制药技术，虽然该技术在我国中药现代化的应用研究刚起步，但作为中药现代化突破口之一，目前已成为中药界的研究热点，为中药汤剂改革提供了新的思路，对中药的应用与开发产生了深远的影响。中药微粉具有以下的特点：

1. 提高药物有效成分的溶出率　中药微粉在保持中药药效学物质基础的前提下，提高了细胞破壁率，同时微粉化技术能够增加单味中药的溶出率。有研究表明，与饮片相比，药物经不同粒度粉碎后，平均可提高溶出率30%以上，有些药物甚至可以达到70% ~ 90%。

2. 提高药物的生物利用度　微米中药达到超细粉末水平，其比表面积显著增加，所含有效成分在胃肠道的溶解度会明显提高，促进有效成分的吸收，从而增加药物的生物利用度，增强了药物的效果。

3. 节约中药资源　由于中药微粉能提高药物有效成分的溶出率和生物利用度，在保证生物等效性的前提下，能减少中药材用量，降低成本，节约中药材资源。

中药微粉虽然有以上优点，但仍存在一些因素制约着其在临床上的应用。如中药微粉其细胞壁大多破裂，药物有效成分的溶出率大大地增加，但同时其他成分溶出也同样增加，因而可能提取出一些传统饮片较少或无法提取出的成分，导致药物毒性的增强或产生，从而引起用药安全问题。而中药微粉由于其生物利用度的提高，疗效的改变，其用药剂量与传统饮片用药剂量如何换算还需进一步的研究。

二、煮散对方药量效关系的影响

中药煮散是指将中药材粉碎成一定粒度与水共煎，去渣取汁制成的中药液体制剂。中药煮散是中药的传统用药形式之一，起于先秦，兴于汉代，盛于唐宋，衰于明清。中药煮散既保持了传统汤剂的所有特性，又以其特有的节省药材、煎煮时间短、有效成分煎出率高等优势运用于临床。

（一）煎煮理论

中药的煎煮过程是中药有效成分溶解到溶剂的过程。首先，溶媒进入细胞组织内溶解有效成分，然后经过扩散进入溶剂，其药物中的有效成分能否完全被浸出直接影响药物的临床疗效。根据扩散原理，溶质在溶剂中的溶解度与其表面积成正比，与其粒子的半径成反比，也就是说中药的颗粒越小，半径越小，与溶媒的接触面积就越大，有效成分的溶出量就愈多。随着粉碎度的增加，细胞壁被破坏的机会增大，细胞内溶物直接与水接触而溶解增多，这也使浸出量增加。因此，理论上以煮散制备中药液时的用药量显著小于以传统饮片制备的中药液所需的中药药量。

（二）煮散与饮片汤剂的临床疗效对比

张静楷取古方银翘散，用该方粗末煎服治疗风热感冒1150例，用量不到饮片的1/4，但却取得与该方汤剂相同的疗效。沙汉玲等用"消银1号"煮散剂治疗银屑病120例与传统饮片汤剂进行比较，煮散用量是传统饮片用量1/3时，临床疗效无明显差别。张晓平报道在治疗病毒性肝炎中按汤剂量1/3 ~ 1/2处方制成煮散剂，与汤剂对比二者有效率无显著差异，疗效相当，且同样符合中医药辨证施治的加减变化。蔡光先等为确定临床用量，对宋代至清代各医家在汤剂与散剂中使用的28味常用中药饮片的用量进行回顾性研究，选择宋代至清代医家医籍40余部，主要为《惠民和剂局方》《太平圣惠方》《证治准绳》《景岳全书》等代表著作，共收集处方 400 余个。研究表明，28 味常用药物在散剂中用量明显减少，约为汤剂用量的 1/3 ~ 1/5。蒲辅周善用煮散，在《蒲辅周医案》中记载的处方下常注明："将药碾成粗末，和匀用纱布包煎。"例如在治疗头痛、头晕、目眩、耳鸣等，被西医诊断为神经官能症时，用茯苓、生熟枣仁、远志等18 味中药共研为粗末，和匀，分 30 包，每日一包，水煎去滓取汁，分两次热服。连服两月，诸证悉平。并明确表示"对于慢性病，调其所偏，补其不足，推荐煮散。如五积散每用五钱至一两，使用适当就能治不少疾病"。

（三）煮散对煎出率的影响

煮散与传统饮片汤剂相比，半量煮散煎煮率与全量饮片煎煮率相同，与古人提出的煮散"一方取半剂"理论一致。

解放军 251 医院对 30 种中药的煮散和饮片做比较，结果显示山药、玉竹、茯苓、附片、天花粉、太子参、甘草、天冬、麦冬、沙参、薏苡仁、麦芽、枣仁、芡实、金樱子、香附、黄芪的半量煮散煎煮率与全量饮片煎煮率相同；李德敏等单用甘草，按处方量得 50%，将饮片粉碎为约 2mm 的粗末，对照组为相同条件下的全量饮片，煎煮后按《中国药典》方法测定有效成分甘草酸含量，发现煮散比全量饮片的煎煮效率高。宋金斌等以饮片全量与 1/3 饮片量制成的粗颗粒作煎煮比较，泻心汤总蒽醌量超出前者 0.38倍，四物汤总糖量为前者的 1.11 倍，芩芍汤总煎出物比前者多 0.56 倍。从其实验结果看煮散可节省药材 1/2 ~ 2/3，且达到或超过原方全量的治疗效果。

此外，在相同条件下比较煮散和传统饮片汤剂的煎煮时间，结果显示煮散在比传统饮片少煎煮 3/4 的时间时，煎出率反而高。煮散较传统饮片既节省了能源又提高煎煮质量。

许多医家在具体应用时也是缩短煎煮时间。沙汉玲等在运用煮散方治疗银屑病时将"煮散剂 100g 用冷水 300 毫升浸泡 15 分钟，煮沸后 2 ~ 3 分钟，过滤取汁 200mL，再用冷水 150mL，煎煮沸后 2 ~ 3 分钟，取汁 100mL，两煎共得 300mL，每日 1 剂，分两次服用"。两次共煎煮不过 10 分钟，结果显示：治疗组 120 例，治愈 65 例，显效 25例，有效 20 例，无效 10 例，治愈率 54.2%，总有效率 91.7%。张晓平等在中药袋煮散治疗病毒性肝炎的临床研究中，应用煮散制备样品，方法为："……1 袋 / 日，从启封袋中取出，投入盛器（一般为不锈钢电热杯或玻璃咖啡壶）中，加水适量，浸泡 5 分钟，煎沸 10 分钟，煎 2 次，每次取汁约 100mL，温服"。从煮散的制备方法上看，每次只煎煮 10 分钟即可。仝小林课题组用葛根芩连汤对肠胃湿热型糖尿病患者进行临床观察，并随机分为传统饮片剂型组和煮散剂型组，二者药量比为 2：1，煮散煎煮 15 分钟，传统饮片剂型煎煮共 60 分钟。对其服药 3 个月前后糖化血红蛋白下降值进行对比，结果显示两种剂型的临床疗效相当。

此外，对于煮散与自动煎药机的煎出率亦做了对比研究，例如对"六味地黄汤"使用煮散和自动煎药机煎煮后的煎膏率及马钱苷的煎出率进行比较，结果显示，总煎膏率，煮散是自动煎药机的 1.92 倍；马钱苷的煎出率，煮散是传统汤剂煎出率的 1.68 倍。

六味地黄汤煮散的煎出率明显优于自动煎药机煎煮的煎出率，这与煮散采用了饮片颗粒有关。

（四）煮散对有效成分煎出量的影响

经方葛根芩连汤中葛根、黄芩、甘草、黄连均为根或根茎类中药。分别对四种饮片及煮散的煎出固形物、煎出液中有效成分的含量进行对比研究，不同根及根茎类饮片与煮散在相同煎煮条件下有效成分煎出量倍数不一致，可能与饮片自身的物理形状、比表面积、孔隙结构等有关。黄连饮片若为圆柱形段状，煮散有效成分煎出量可达饮片的 4 倍。甘草饮片的显微结构显示其致密组织较多，可能会影响有效成分从细胞中的溶出，而制成煮散会破坏其组织结构，使成分易于溶出，因此两者煎出效果差异较大。此外，在相同条件下，煮散的煎煮时间明显较传统饮片缩短，有效成分含量及干膏收率均高于传统饮片。

三、服散对方药量效关系的影响

服散指原药材或饮片打为细粉，不经煎煮，直接用水或其他溶媒送服的方法。"服散"早在《黄帝内经》中即有说明，《伤寒杂病论》中内服散有 38 首。此后，服散在各个时期皆有所继承与发展。近代，章太炎以小剂量升麻鳖甲汤服散论治猩红热，曹颖甫遵经方原服法，以服散应用十枣汤等。

（一）适宜服散剂的中药类别及对量效关系的影响

1. 贵重药　中药里有一部分中药具有特殊的疗效，无法用其他药物替代，而其价格又相当昂贵，此类名贵药材我们称其为细料药。如羚羊角、冬虫夏草、穿山甲、麝香、牛黄、鹿茸、熊胆、三七、灵芝等。采用服散形式，目的在于节省药材量，又不影响药物的功效。如羚羊角煎服需用 1 ~ 3g，因其角质坚韧需单煎 2 小时以上，而研粉服用仅需 0.3 ~ 0.6g。

2. 动物类（虫类）药　动物类药，指药用动物的干燥全体、除去内脏的动物体或部分、动物的分泌物、排泄物、生理或病理产物以及虫类加工品，尤以虫类药为代表。如水蛭、蜈蚣、全蝎、僵蚕、蝼蛄、地龙、斑蝥、鼠妇、虻虫、蜣螂、蛴螬、穿山甲、刺猬皮、蟾蜍、蚕沙、鸡内金、土鳖虫。动物类（虫类）药仍更适用于服散。

动物类（虫类）药采用服散基于以下几点考虑：①动物类（虫类）主要成分多为动物蛋白，高温煎煮容易破坏其生物活性，降低疗效；②动物类野生资源少，人工饲养周期长，费用大，服散可以节省药材，避免资源浪费；③便于携带及服用。

如水蛭，咸苦有小毒，能破血通经、逐瘀消癥。《伤寒论》运用抵当汤治疗瘀热互结之证，用煎煮法制备，水蛭用 30 个，重量约为 108g，才能起到治疗作用。相关动物实验发现水蛭粉在抗凝血、抗血栓等方面优于传统水煎液。吕文海研究发现水蛭 1/2 剂量的散剂，其抗凝效果优于汤剂。现代药理研究发现，水蛭中主要含有水蛭素，它是迄今为止发现的最强的凝血酶特效抑制剂，但在碱性条件下加热容易失去活性，故水蛭水煎剂若煎煮时间不够可能失活，若煎煮时间太过可能出现煎煮不充分、煎不透的情况。大量临床实践发现，水蛭炙用效减。再如地龙，具有良好的降低血液黏稠度、减少血小板聚集、改善微循环等作用。其主要成分为蚓激酶，具有很强的纤溶活性。但不耐高温，超过60℃，酶活性迅速降低，温度达到70℃则酶完全失去活性。

3. 不耐煎煮类药　不耐煎煮类药，或不耐高温，煎煮使药物有效成分变性，或不宜久煎，久煎易使药物活性降低，或药物含有挥发性成分，煎煮有损药效成分。

不耐高温药，如鸡内金，具有消食健胃、化坚消石之功。主含胃泌素、角蛋白及各种氨基酸、微量胃蛋白等，而胃激素、蛋白酶遇高热易被破坏，所以以生用服散为佳。鹤草芽，擅于驱绦虫，主要成分鹤草酚能抑制虫体的糖原分解，甚至杀死成虫，但遇热易被破坏，且有效成分几乎不溶于水，故不宜入煎剂，以服散为佳；雷丸，微苦，有小毒，功擅驱虫消积。其主要成分雷丸素是一种蛋白水解酶，加热60℃左右即易被破坏而失效，故亦不宜入煎剂。

不宜久煎药，尤以泻下类药为代表。如大黄、芒硝、番泻叶、芦荟、甘遂、京大戟、芫花、牵牛子等。传统用药亦多将此类药后下或打为散冲服。近代药理研究证明，大黄泻下的主要成分为结合型蒽醌，随加热时间的延长，温度的升高，大黄的泻下成分结合型蒽醌遭到破坏，含量显著减少。

有些药物含有挥发性成分，主要为芳香类中药，如砂仁、沉香、檀香、木香等。此类药物经过煎煮，有效成分挥发油类物质明显减少。如香附，挥发油是其最主要成分，主要包括多种单萜、倍半萜及其氧化物等，现代药理学研究表明香附挥发油具有消炎退热等作用，若经过煎煮，挥发油成分散失，药效降低。故此类药物不宜煎煮，亦适合服散。

4. 树脂类药　树脂类药是植物的渗出物、分泌物通过简单的加工所得固体或半固体，如乳香、没药、阿魏、安息香、儿茶、琥珀等。树脂类中药有效成分多难溶于水，故此类药不宜入汤剂，宜采用服散。

5. 其他中药　主要指临床使用较少的毒性中药与汤散皆宜的中药。毒性中药指毒性剧烈，稍过服或使用不当即易引起中毒反应，如恶心、呕吐、腹痛腹泻、昏迷，甚至死亡等，古今医家多以丸散入药。如朱砂、硫黄、雄黄、白矾、升药、轻粉、砒石、铅丹、巴豆、马钱子等毒性中药。

朱砂，甘寒有毒，能清心镇惊，安神解毒。其主要成分为硫化汞，朱砂生用时毒性较小，遇热或火可产生游离汞或氧化汞，使其毒性增大，故不宜入煎剂，宜生用，入丸散。马钱子，苦寒有大毒，擅于散结消肿、通络止痛，现代药理研究表明，马钱子的主要成分为番木鳖碱，治疗剂量与中毒剂量接近，故宜入丸散，从小剂量开始使用。

汤散皆宜药，指既可煎汤以传统汤剂形式也可打散以服散形式服用的中药。如皂荚、瓜蒂、天麻、代赭石、刺蒺藜、生铁落、天麻、石榴皮等。

（二）贵重药材的汤散用量对比

贵重药材包括用量少、价格贵、珍稀、濒危药材，可以入汤剂煎服，亦可吞服细粉，如人参、西洋参、三七含皂苷类成分，石斛、川贝母主含生物碱类成分，羚羊角、蛤蚧、海马、海龙等属于动物类药材，沉香含挥发油成分。根据《中药学》教材、《中国药典》2010年版一部、《中华本草》中收载的贵重药材的用法用量，对比分析了14种贵重药材饮片在汤剂中的使用量及散剂的使用量见（表4-1），可以看出在保证临床疗效的同时，散剂用量减少了1/2～1/5。

表4-1　贵重药材饮片汤剂与散剂的用量对比

中药材	饮片汤剂用量	散剂用量
人参	煎服，3～9g	研末吞服，1～2g
西洋参	煎服，3～6g	研末吞服，1～2g
三七	煎服，3～9g	研末吞服，2～3g
冬虫夏草	煎服，6～10g	研末吞服，1～2g
石斛	煎服，6～15g	研末吞服，2～6g
川贝母	煎服，3～9g，	研末吞服，2～3g
天麻	煎服，6～10g	研末吞服，2～3g
羚羊角	煎服，3～6g	研末吞服，0.5～1g
蛤蚧	煎服，5～10g	研末吞服，1～2g
灵芝	煎服，6～12g	研末吞服，1.5～3g
金钱白花蛇	煎服，2～5g	研末吞服，1～1.5g
海马	煎服，3～9g	研末吞服，1～1.5g
海龙	煎服，3～9g	研末吞服，1.5～3g
沉香	煎服，2～5g	研末吞服，0.5～1g

此外，以下品种历来多以散剂吞服或烊化服用，鹿茸用1～2g，珍珠用0.1～0.3g，血竭用1～2g，牛黄用0.15～0.35g，麝香用0.03～0.1g，紫河车用2～3g，鹿角胶烊化用3～6g，龟甲胶烊化用3～9g。而随着药材价格的上涨、资源的缺乏，当归、黄精、枸杞子、杜仲等道地药材是否适合以散剂入药，值得进一步研究探讨。

四、丸剂对方药量效剂量的影响

中药丸剂最早收载于我国方书鼻祖《五十二病方》。"丸者，缓也，舒缓而治之"，是金元四大家之一李东垣在《用药法象》中对中药丸剂的经典论述，也揭示了中药丸剂的制剂特征。《苏沈良方》也提出"大毒者须用丸"，说明涤荡峻猛之药可用丸剂这种剂型缓和药性，故自古医家将毒峻药物如砒霜、附子之类制成丸剂应用，使其缓慢奏效且无中毒危险。如出自《太平惠民和剂局方》的附子理中丸，温中健脾，力缓功专，方中附子之药性纯阳峻猛，通过传统制剂技术制成丸剂后，有效成分缓慢而持效释放，毒性成分因释放缓慢而锐减，达到"效缓而力专，效持而毒减"之目的。丸剂因制作方法和赋形剂的不同呈现多元发展趋势，按制备方法可分为塑制丸（如蜜丸、糊丸、浓缩丸）、泛制丸（如水丸、水蜜丸等）、滴制丸（如滴丸）。

（一）丸剂剂型的分类及特点

1.蜜丸　蜜丸为药物细粉用蜂蜜为黏合剂制成的丸剂，根据药丸大小和制法的不同，可分为大蜜丸（每丸在 0.5g 以上）、小蜜丸（每丸在 0.5g 以下）。《汤液本草》中记载"炼蜜丸者，取其迟化而气循经络也"。炼蜜既作为黏合辅料使之可以搓捏成丸，又起矫味作用，提高患者顺应性，长期服用还可发挥缓缓补中之佐使作用，达到"以型减毒，赋型增效"的目的。如《金匮要略》中所载乌头赤石脂丸，为温阳散寒、峻逐阴邪的强悍之剂，以蜜为丸，既可解乌头、附子之毒，又可缓和药力。又载桂枝茯苓丸，"上五味，末之，炼蜜和丸，如兔屎大，每日食前服一丸"。仲景以桂枝、茯苓、牡丹、桃仁、芍药五药为末，以蜜为丸长期服用，从小剂量开始服用，以图缓攻癥积，祛邪不伤正。

2.水丸　水丸系指将饮片细粉以水（或根据制法用黄酒、醋、稀药汁、糖液、含 5% 以下炼蜜的水溶液等）为黏合剂制成丸剂。中药水丸剂是在汤剂的基础上发展而来，具有便于吞服、不易吸潮、可掩盖药物不良气味等优点。但是泛制法制备水丸的工艺仍存在加粉量、加水量难以控制、易粘连导致丸粒圆整度不均匀、崩解时限不易达标等问题。

3.滴丸　滴丸系指将固体或液体药物与适宜的基质加热熔融后溶解、乳化或混悬于基质中，再滴入不相混溶、互不作用的冷凝液中，由于表面张力作用使液滴收缩成球状而制成的一种速效剂型。滴丸为固体分散体，药物以分子、微晶等形式高度分散于基质中，具有溶解速度快、作用迅速、生物利用度高等优点，为中药急症治疗的良好剂型，易氧化、易挥发的药物制成滴丸剂可以增加稳定性。

（二）丸剂剂型对药物有效成分量的影响

罗黎霞对藿香正气水（液、丸）用气相色谱 – 质谱联用（GC–MS）对同一厂家不同批号的藿香正气液、藿香正气水、藿香正气丸样品的脂溶性成分进行测定、分析，发现广藿香醇作为藿香正气水主要有效成分之一，在三种剂型中的含量分别分藿香正气丸 30.24%、藿香正气液 18.70%、藿香正气水 15.96%。刘瑞新等从指标成分含量角度，采用多指标考察龙胆泻肝汤汤剂与丸剂的等量性，发现龙胆泻肝丸日服剂量中所含的龙胆苦苷和栀子苷含量仅为汤剂的 1/6，丸剂对成分的转移效率总体上略高于汤剂，但汤剂的服用剂量相当于生药的总量却远远高于丸剂。六味地黄汤中的酸性多糖是该复方发挥免疫调节作用的重要物质基础之一，魏惠珍等对六味地黄方汤剂、蜜丸、浓缩丸、胶囊、片剂等不同剂型进行多糖含量测定，发现大蜜丸（12.17%）与片剂（12.39%）含量最高，与汤剂（4.04%）、胶囊（3.68%）、浓缩丸（6.56%）有显著差异。剂型改变对药物化学成分存在一定影响，但是各剂型之间化学成分差异是否一定会导致临床疗效差异及差异性如何还有待于进一步研究。

（三）丸剂剂型对临床疗效的影响

莫穗林等以外周血红细胞膜 C3b 受体花环率（EC3bR）为红细胞免疫功能指标，对 32 例慢性肾小球肾炎患者利用丹芍汤配方颗粒剂与水蜜丸剂的水溶液粗提物进行体外干扰试验，结果显示丹芍汤的配方颗粒剂与水蜜丸剂在改善红细胞免疫功能方面具有等效性。王志刚等研究金芪利水排石颗粒剂与水丸剂治疗泌尿系结石的临床疗效，结果显示颗粒剂总有效率 91.7%，水丸剂总有效率 75.0%。葛林等通过对当归拈痛汤传统汤剂、免煎颗粒剂、丸剂三种剂型进行临床观察发现，当归拈痛汤丸剂治疗活动期类风湿关节炎（RA）的疗效显著优于传统汤剂和免煎颗粒剂，能有效降低 RA 患者血清 IL-1、IL-6、TNF-α 水平。苑凤琴等用复方丹参滴丸和复方丹参片治疗冠心病心绞痛的临床效果进行对比分析发现复方丹参滴丸治疗的总有效率为 96.7%，复方丹参片治疗的总有效率为 83.35%，复方丹参滴丸可有效改善患者的心率、降低其心绞痛的发作频率，疗效明显优于复方丹参片。

与汤剂相比，丸剂在服用后不是迅速释放，而是延缓释放，这样可以获得平稳持久的疗效。现代有学者以溶出原理、扩散原理对丸剂的特点进行分析，认为丸剂中有毒成分或溶解度低的成分能缓慢释放、吸收，起到降低毒性及不良反应和延长疗效的目的，另外，从丸剂溶出度试验中收集的证据也显示大部分中药丸剂具备缓释制剂的特点。但与汤剂相比，丸剂在很大程度上不能较好地实现大剂量给药，目前某些中成药的用法用量给出的剂量范围还可以进一步探究。

五、膏剂对方药量效关系的影响

膏剂是将中药饮片反复煎煮，去渣取汁，经蒸发浓缩后，加糖或其他物质制成的半流体剂型，有外敷和内服两种。外敷膏剂是中医药外治法中常用药物剂型，口服膏剂最初因其起到滋补作用，所以常称为"膏滋剂"，广泛地应用于内、外、妇、儿、伤骨、眼耳口鼻等科疾患及大病后体虚者。膏方成品一般呈果冻状、半流质，具有浓度高、易贮存、成分稳定、药效持久等优点。

（一）膏剂剂型分类及其特点

1. 外敷膏剂　外用膏剂兼有内治和外治的作用。在《灵枢经》中就有"豖之涂以豖膏"的记载，豖膏即膏药中的油膏。对于肌肤表面的隆肿、外伤、溃烂、疮疡等病症，有较好效果。膏药穴位贴敷也可呈现"内病外治"的作用。由于传统膏药突出的缺点（如橡皮膏的过敏性、刺激性，黑膏药易污染衣物等），新兴的凝胶膏剂，即巴布剂因其具有载药量大、剂量准确、保湿性强、与皮肤相容性、亲和性好、使用舒适方便，且刺激性、过敏性小，可明显改善患者的顺应性，成为理想的外用新剂型。

2. 内服膏剂　膏滋剂是中医学的精华，膏方的制定比较注重针对性，即针对患者的疾病性质和体质类型，经辨证后配方制膏"一人一方"，"量体用药"，达到其治疗目的。膏方治疗疾病具有"以平为期、以衡为补、攻补兼施、动静结合、药力缓和、便于吸收、服用方便、口味适宜"等特点，且高度个体化，在临床用于恶性肿瘤、月经病、呼吸系统疾病如哮喘等疾病都有良好的效果。膏方的制备工艺流程有严格的操作要求及质控标准，加上其质量检验指标和方法较少，疗效作用机制和疗效评判标准还需要进一步探索。

（二）膏方服用剂量及方法

膏方服用剂量要根据病情或患者的身体情况和药物性质来决定，尤其与患者的消化功能密切相关。一般而言，服膏方应从小剂量开始，逐步增加，初时每天先服 5 ~ 10g，若患者消化功能正常或病情需要，则再改为早晚各服 20g，以加强其治疗效果。膏方服用方法一般为温开水冲服，也可用温热的黄酒冲服，稠黏难化的膏滋可加适量黄酒或开水隔水炖热，调匀后服下；也可将膏滋含在口中溶化，慢慢咽下，以发挥药效。服膏方时不宜用茶水、牛奶冲饮。

（三）膏剂对临床疗效的影响

孙启玉等研究甘草汤与其膏剂的药效组分及其相关性，发现甘草汤含水量是膏剂的 5 倍以上，但二者药效成分无显著性差异。张予理将扶正补血膏和扶正补血颗粒对 93 例肿瘤放化疗患者的临床疗效进行观察对比，二者在改善临床症状方面无明显差别，但冲剂升高血细胞和免疫指标的疗效优于膏剂。曾网宝等将其院内制剂愈喘汤制成愈喘至圣膏，以传统汤剂为对照组，对喘证、肺胀、痰饮患者进行疗效对比观察，膏剂治疗组总有效率为 91.9%，汤剂对照组总有效率 83.8%，证明膏剂疗效确切。郑龙飞等对金匮肾气丸加味膏方和汤方干预肾阳虚模型大鼠的药效学进行对比研究，结果提示金匮肾气丸加味膏方和汤方两种剂型均可以通过提高促黄体生成素（LH）和睾酮（T）含量起到温补肾阳的功效，但是两种剂型又有差异，汤剂可以通过提高雌二醇（E2）含量和降低 17- 羟皮质类固醇（17-OH-CS）起到温补肾阳的功效，而膏剂则对此两指标无显著影响；但是膏剂可以通过提高四碘甲状腺原氨酸（T4）水平起到温补肾阳功效，而汤剂对此指标则无显著影响。

六、胶囊剂对方药量效关系的影响

（一）胶囊剂的特点

胶囊剂是固体制剂的一种，是将药物装入胶囊中制成的，胶囊壳材料多为明胶、甘油、水等。中药胶囊剂作为中药制剂的一种，具有制备相对简单，携带、服用方便，能掩盖不良气味、易保存等优点。

（二）胶囊剂对药物有效成分量的影响

洪馨等以穿心莲主要活性成分之一穿心莲内酯为检测指标，通过大鼠灌胃给药研究比较了穿心莲丸和穿心莲胶囊两种口服制剂的生物利用度，通过测量不同时间点大鼠血药浓度，发现穿心莲胶囊无论在吸收速度还是吸收程度上都优于穿心莲丸。刘涛等以延胡索乙素、欧前胡素含有量及转移率为指标，采用综合评分法对元胡止痛软胶囊、口服液、胶囊、片剂的提取、浓缩、精制、成型工艺进行比较，元胡止痛胶囊经提取、浓缩及成型工艺后，其有效成分总体转移率最高，口服液离心后未检测出有效成分欧前胡素。说明制备工艺对药物有效成分可有较大影响，可能会影响其内在质量和疗效。

（三）胶囊剂对临床疗效的影响

赵纪生等研究表明五苓胶囊与五苓散均有较好的改善浮肿、尿常规及尿蛋白的作用，但二者疗效无明显差异。陈芙蓉等采用番泻叶致小鼠腹泻实验模型比较藿香正气不同剂型（水、胶囊、软胶囊、口服液）产品的止泻、止吐及解痉作用，藿香正气各剂型均有不同程度的止泻、止吐及解痉作用，其中藿香正气胶囊作用最强，软胶囊制剂次之。李秀红等探讨牛黄上清胶囊及牛黄上清片治疗复发性口腔溃疡的临床疗效，发现服用维生素 B2 及锡类散基础治疗下，再加服牛黄上清胶囊及牛黄上清片可以显著提高复发性口腔溃疡的临床疗效，二者总有效率无显著差异，但胶囊组的治愈率明显高于片剂组。

七、软胶囊剂对方药量效关系的影响

（一）软胶囊剂型特点

中药软胶囊即以滴制法制备的软胶丸制剂，该剂型工艺流程短，简单，尤适合含油性剂量小的药品。它除具有掩盖药物的不良气味、光洁美观、易于服用、携带方便、生物利用度高等优点外，还能弥补其他固体制剂的不足，如油状药物不易成丸、片剂，可制成中药软胶囊。

（二）软胶囊剂型对药物有效成分量的影响

张靖悦等发现研究 2 种不同清开灵胶囊制剂中重要药效成分黄芩苷在大鼠体内的药代动力学特征，结果提示在相同给药剂量下，清开灵软胶囊的黄芩苷在大鼠体内药动学上显示明显优势。郑琴等比较银翘类方三种剂型银翘解毒片、银翘解毒颗粒、银翘解毒软胶囊的有效组分含量在不同制备工艺过程中的变化规律，结果显示三种剂型的制备中，浓缩 – 干燥环节有效成分损失率最大，综合评价提示银翘解毒软胶囊的制备工艺相对银翘解毒片、银翘解毒颗粒工艺更有利于其有效成分的保留。

（三）软胶囊剂型对临床疗效的影响

王春艳通过对比复方参芪制剂软胶囊与颗粒剂发现制剂中挥发油性成分 β – 桉叶醇含量、β – 桉叶醇成分在软胶囊剂中更稳定，且软胶囊剂在增加正常小鼠体重、延长正常小鼠耐高温和耐低温存活时间、增高正常小鼠血清抗氧化能力方面明显优于颗粒剂。魏力等观察鹿胎胶囊与鹿胎软胶囊缓解小鼠腹腔炎性疼痛及痛经性疼痛的作用，二者均可缓解醋酸诱导小鼠腹腔炎性疼痛及缩宫素诱发的实验性痛经病理模型小鼠的疼痛反应，但二者剂量相同时作用强度无明显差异。相比鹿胎胶囊3次/日、每次5粒的用法，在保证每日服用药量不变的情况下，鹿胎软胶囊减少了每日服药次数及单次服药量。

　　随着制药工业和新药开发的不断发展，现代制药设备的引进和新技术的应用，我国中药制剂水平已从传统经验型逐步上升到科学制药水平，一批现代中药剂型显现，中药剂型发展呈多元化趋势，增加临床疗效的同时也更方便临床运用。各剂型的疗效因提取工艺、临床用量、药物成分的不同而有所差异，在现代临床治疗中要扬其所长、避其所短，加强中药等效性研究，真正从临床治疗需要出发开发新剂型。

参考文献

［1］刘红梅.中药质量影响因素与改进对策探讨.实用中医药杂志［J］，2014，30（5）：471-473.

［2］唐樑，王玳珠，蒋斌.对中药煎药机煎煮效果存在疑虑的原因分析及研究对策［J］.北方药学，2011，8（9）：52-53.

［3］李庆，戴岳.基于药动学研究中药多成分相互作用概述［J］.海峡药学，2017，29（2）：4-7.

［4］刁嘉茵，徐灿，王淑美，等.中药指纹图谱与药效相关性研究进展［J］.药学研究，2018，37（3）：165-168.

［5］秦昆明，方前波，蔡宝昌.指纹图谱技术在方剂现代研究中的应用现状［J］.世界科学技术中医药现代化，2009，11（2）：287-293.

［6］张雨，李恒，李克宁.复方中药网络药理学的研究进展［J］.中成药，2018，40（7）：1584-1588.

［7］张灵娜，林兵，宋洪涛.中药血清药理学、血清药物化学的研究概况及展望［J］.中草药，2015，46（17）：2662-2666.

［8］郭锋."中药煮散"与饮片、超微粉不同粒度煎出率对比研究［J］.内蒙古中药，2013，32（9）：94-95.

［9］仝小林，张家成，穆兰澄，等.恢复煮散，节省药材［J］.中国新药杂志，2012，21（5）：470-474.

［10］中医研究院.蒲辅周医案［M］.北京：人民卫生出版社，2005.

［11］仝小林，彭智平，焦拥政等.中药"散"的研究概况与述评［J］.中医杂志，2013，54（1）：12-16.

［12］魏惠珍，饶毅，邱伟华，等.六味地黄方不同剂型中多糖含量的比较研究［J］.时珍国医国药，2010，21（11）：2759-2760.

第五章　　方药用量策略 ▷▷▷

中医临床讲究理法方药，在理法方药之外，人们往往会忽略量的斟酌。中药不传之秘在于量，量是取得临床疗效的关键。清代医家王清任指出："药味要紧，分量更要紧。"从古至今，剂量问题争议颇多，既有李东垣等以用药轻灵见长者，又有祝味菊等擅用重剂者。重剂有其功，轻剂有其妙，大小剂量两相宜。方药剂量的变化在临床上是十分复杂的，中医临证遣方用药有着明显的"剂量梯度"——对同一首方剂临床用量的把握，不同的医生可能存在较大差异，甚至同一位医生在不同情况下应用同一方剂的剂量也会有所不同。纵观当今中医临床及研究的应用现状，剂量上的问题可用"误、乱、惑"三个字来概括。误，是指经方剂量传承认识不一，正误难辨；乱是指临床剂量应用混乱，实际上它是由误引起；惑是指有关中医剂量论述，散落于大量古今文献之中，临床缺乏剂量理论指导。

遣方用药，决定者是医生，医者用量，是人类"神"的活动过程，更接近于一种具有哲学性和艺术性的思辨，可归属于"形而上"的范畴。方药用量策略即是医生为追求最大疗效，通过长期思考和总结得出的最佳用量方案的集合，一般包括量的概念、量的范围、量的影响因素、量的应用等内容。用量策略是方药剂量理论的重要组成部分，也是考量医生临床水平的重要标准。当辨证、选方、用药确定后，合理用量是疗效的关键。方药的临床用量策略，主要取决于医者的临证情况，同时受饮片质量、炮制方法、煎煮方法以及服用方法的影响，因人、因时、因地制宜也是决定临床用量策略的关键因素。临床运用时需要综合多方因素，才能事半功倍，提高临床疗效。在辨证准确、药材质量具有保障的前提下，病、证、方、药是影响用量最主要的因素。"因病施量、因证施量、因方施量、因药施量"是临证最基本的用量策略。

第一节　因病施量——病量效

一、基本概念

与病相关的量效关系，称为因病施量，简称"病量效"。

病，指疾病的种类及病势。"因病施量"的策略可概括为：病种不同，用量不同；急危重病，剂量宜大；慢轻浅病，剂量宜小。因病施量具体包含"随病施量"和"因势施量"两方面内容。

二、主要策略

（一）随病施量

随病施量指根据疾病的种类施量，包括调整单味药物的剂量和整方剂量。

1.「病」决定药量 单味药在临床中具有多重功效，在不同剂量范围内，发挥不同功效，而功效的体现很多情况下取决于患者的疾病，同一药物治疗不同疾病，其用量可能不同。临床上，古今医家根据不同疾病的剂量阈值结合临床经验，选择药物的剂量范围差别很大，用大剂量还是小剂量，主要是为了临床取效。

（1）古代医家「因病施药量」。如清代温病大家吴鞠通就有半夏一两降逆止呕，二两安神催眠之说；柴胡小剂量升提，大剂量退热，所以李东垣在创制补中益气汤时，方中的柴胡用小量协助党参、黄芪升举清阳，而小柴胡汤用于治疗少阳病寒热往来或低热时，《伤寒论》中以柴胡为君药，用量最大为八两，今人用小柴胡汤退热虽不用至八两，亦取柴胡为君且量在方中较它药重。药物在不同剂量下发挥的功用有所不同，取何种功效主要决定于所针对的疾病种类。如桂枝汤为解表和营方，白芍用三两具有敛阴和营的功效；桂枝汤去芍药汤，去芍药即芍药量零，是因为太阳病误下后胸阳不振，去芍药是为了防止白芍酸敛之性不利于胸阳的伸展；《金匮要略》中小建中汤为桂枝汤倍芍药，芍药用至六两，加饴糖组成，专治阴阳两虚、虚劳里急证，此时白芍六两和营止痛。半夏泻心汤治疗以心下痞、呕逆为主症的脾胃升降失调证，其中干姜与甘草都用三两，并以半夏为君药；生姜泻心汤由半夏泻心汤减干姜二两，加生姜四两组成，主要治疗胃虚兼有水饮内停，以腹泻、干噫食臭为主症的疾病，甘草亦三两，减干姜并重用生姜四两，意在宣散水气；甘草泻心汤由半夏泻心汤加重炙甘草用量，即炙甘草四两，治疗脾胃虚弱以心烦不安、痞利俱甚为临床表现的病证。三方虽药物基本组成相同，然方中干姜、生姜、甘草用量却有所不同，以至所治病证不同。

（2）现代医家「因病施药量」。名老中医刘沛然认为「药量不同既能改变药的性能及方剂名称，又能转化定局与变局的关系」。所以刘老用细辛会根据患者不同的疾病给予 15 ~ 150g 不等，比如治疗寒厥腹痛，细辛用 15g 温经发表；治疗传导性耳聋，细辛用 30g 宣通耳窍；治疗静脉炎用 60 ~ 120g 温通血络。仝小林运用黄连降糖治疗糖尿病，一般用 15 ~ 45g，若出现酮症，则可用至 90g，甚者 120g，治疗一般疾病时黄连用 1.5 ~ 9g，取其或清热泻火，或清热燥湿，或与他药配伍共奏辛开苦降，调理气机的作用。

2.「病」决定方量 目前对中药药量的研究多集中在单味药量上，对全方量的研究多有忽略。根据陈丽名等「关于经方与当代处方的全方总药量比较」研究，张仲景经方单味药物用量大，但药味少；当代医家的处方虽然单味药物用量小，但药味多，所以全方总药量相差并不大。在临床实践中，医家常常根据病情之轻重缓急施以重剂或轻剂，实际处方量差别较大，因此，单方在临床中具有多重功效，且功效取决于患者的疾病情况。

（1）古代医家"因病施方量"。曹颖甫先生言"剧药所以治剧病"，认为在治疗急危重症时剂量和疗效的关系十分密切。在《经方实验录·麻黄汤证其一》篇中，曹颖甫用麻黄一钱、桂枝一钱、炙草八分、杏仁三钱，治疗形寒、发热、无汗而喘之外感一例，姜佐景按："此吾师早年之方也，观其药量之轻，可以证矣。师近日所疏麻桂之量，常在三五钱之间，因是一剂即可愈疾。师常诏余侪曰：予之用大量，实由渐加而来，非敢以人命为儿戏也。夫轻剂愈疾也缓，重量愈病也迅。医者以愈病为职者也，然则予之用重量，又岂得已也哉？"可见，方药剂量与病情轻重和愈病时间紧密相连，正所谓"该出手时就出手"，迅速撼动病势，以收全效。

《吴鞠通医案》中记载了一例吴鞠通和陈颂帚用麻黄附子甘草汤治疗周身水肿案，陈颂帚先生治之于前，采用《金匮要略》的麻黄附子甘草汤，方用麻黄八分（3.0g），附子一钱（3.7g），甘草一钱二分（4.4g），无效。吴鞠通认为陈氏辨证、选方无误，但该病例表闭日久，阴邪太重，必须重剂，遂改用麻黄二两（75g），熟附子一两六钱（60g），炙甘草一两二钱（45g）。这里有两点要指出，其一，吴鞠通用的是去净节后的麻黄，作用更强于未去节的麻黄；其二，吴鞠通方中，麻黄的用量大于附子，充分发挥麻黄作为君药的作用。而甘草的用量最小，"但镇中州而已"，用甘草仅仅是为了保护中焦脾胃。吴鞠通所开处方，麻黄等药物的用量虽然如此之大，然一剂服尽，竟如吴鞠通所预测，根本就没有发出汗来。下一步应该如何处理？吴鞠通这时学习张仲景桂枝汤啜粥鼓舞脾胃、补充汗源的办法，仍用原方分量，准备好了两剂药，先煮服一剂，另一剂备用。此外用活鲤鱼一尾（重四斤，约2.4kg）煮汤。让患者先服一碗汤药，接着服一碗鱼汤。服完以后，汗出病愈。此案充分反映了处方用量的重要性，反映了明显的量效关系，说明在病重的情况下，药物用量宜大，否则即使辨证选方无误，处方量太小，也不会取得疗效。

（2）现代医家"因病施方量"。张仲景《伤寒论》之葛根芩连汤为治疗协热下利而设，今人用之治疗痢疾或结肠炎，方中药量多投以常规剂量，但用以治疗2型糖尿病（湿热蕴脾证）时，剂量较常规剂量大，葛根用27～120g，黄芩用15～45g，黄连用15～45g，甘草用15～30g，此时才能起到较好的降糖作用，若投以常规剂量则无明显降糖作用。在进一步研究不同剂量葛根黄芩黄连汤治疗2型糖尿病中发现，大剂量葛根芩连汤降糖疗效较小剂量明显。又如运用半夏泻心汤治疗糖尿病，通常清半夏用15～30g，黄连用30～60g，黄芩用30～60g，干姜用9～12g，党参用15g，炙甘草用10g，常在短时间内可收迅速降糖之功，充分发挥芩连重剂降糖作用；若以半夏泻心汤治疗痤疮和胃肠病，则通常清半夏仅用9～15g，黄连用6～12g，黄芩用6～12g，党参用15g，干姜用15g，炙甘草用15g，黄连、黄芩小剂量调理即可明显收功。可见，药物和方剂发挥何种功用与用量关系很大。而中药或方剂的用量，与化学药物相似，在剂量与疗效之间存在着一定的规律，很多处方只有达到一定剂量才能发挥某种特定功用。

（二）因势施量

因势施量指根据病势缓急、轻重决定方药用量。一般病势急、病情重，用量宜大；

病势缓，病情轻，用量宜小。吴鞠通言"治外感如将，治内伤如相"，因外感病，其来疾，其变速，病势较急，故治外感"兵贵神速，机圆法活，去邪务尽，善后务细，盖早平一日，则人少受一日之害"。内伤病，其来渐，其势缓，故治内伤"坐镇从容，神机默运，无功可言，无德可见，而人登寿域"。不仅提示了外感病与内伤病的不同治疗原则，也提示了不同病势决定不同治则，因而用药策略不同。

1. 势急病重量大　病势危急者，病重凶险，病情瞬息万变，医者的临证决断至关重要，因此处方用量要果断，常常在辨证准确前提下，果断使用大剂量，以截断病势，化险为夷。

（1）因势急施药量。张锡纯《医学衷中参西录》所载医案中，随其病症的发展，应用药物的剂量既有常规剂量也有大剂量，特别是收录了大量急危重症用重剂的病案，疗效突出，备受现代医家的推崇。张锡纯言："用药当以胜病为主，不拘分量之多少。""有所用之药本可除病，而往往服之不效，间有激动其病愈加重者，此无他，药不胜病故也。病足当以其药而绰有余力，药何以能除病乎？"可见有时药证虽相符，却不能收到预期的疗效，实为病重药轻所致。张锡纯论述石膏时谓："以微寒之药，欲用一大撮扑灭寒温燎原之热，又何能有大效。是以愚用生石膏以治外感实热，轻证亦必至两许；若实热炽盛，又恒重用至四五两，或七八两，或单用，或与他药同用，必煎汤三四茶杯，分四五次徐徐温饮下，热退不必尽剂。"又如重用山萸肉大剂量救治脱证以及一些急危重症，重用山药治疗肺痨，重用代赭石治疗顽固性呕吐……可见张锡纯在治疗病势较重的疾病时通过加大药物的用量而收奇功。

山西名老中医李可，以擅用附子而被推崇为火神派代表医家之一。特别是李老运用大剂量附子抢救心衰的患者，用药之大胆，常令医家折服。李老在论述附子时说："附子为强心主将，其毒性正是其起死回生药效之所在。当心衰垂危，患者全身功能衰竭，五脏六腑表里三焦，已被重重阴寒所困，生死存亡，系于一发之际，阳回则生，阳去则死。非破格重用附子纯阳之品的大辛大热之性，不以雷霆万钧之力，不能斩关夺门，破阴回阳，而挽垂绝之生命。"可知重症需要重剂，而且药物的毒性与剂量之间没有绝对的界限，需要依据病情的轻重缓急而异，特别是对于急危重症，大剂量的中毒剂量也许就是病症的治疗剂量。

仝小林教授将糖尿病发展过程一般可分为郁、热、虚、损4个阶段，主张根据各阶段主要症状决定黄连的用量。糖尿病早、中期多处于郁热阶段，以肝胃郁热、胃肠实热、痰热互结、三焦火毒等火热炽盛为主要表现，病势较急，黄连既可以清火泄热，又能降糖，此时剂量宜大，一般用9～30g；对于血糖极高，甚至出现糖尿病酮症者，急需清泻火毒，用量可达60～120g，1～2剂即可迅速降糖。

（2）因势急施方量。明代张景岳曾说："治病用药，本贵精专，尤宜勇敢……但用一味为君，二三味为佐使，大剂进之，多多益善。夫用多之道何在？在乎必赖其力，而料无害者，即放胆用之。"说明临床精准施量，是提高中医临床疗效的重要环节。如《伤寒论》第323、324条："少阴病，脉沉者，急温之，宜四逆汤。""若膈上有寒饮，干呕者，不可吐也，当温之，宜四逆汤。"317条："少阴病，下利清谷，里寒外热，手足厥逆，脉微欲绝，身反不恶寒，其人面色赤，或腹痛，或干呕，或咽痛，或利止脉不出者，通脉四逆汤主之。"两方中药物组成相同，皆是由甘草、附子、干姜三味药，不同的是四逆汤中附子用量为一枚，干姜用量是一两半，而通脉四逆汤中附子用量是大者一枚，干姜用量是三两。两方均用治少阴寒化证，其中四逆汤用于肾阳虚衰，阴寒内盛之证，通脉四逆汤用于阴寒内盛，格阳于外的病证，病势较四逆汤证危重，故加大附子和干姜的用量破阴回阳，通达内外，以救危脱。《简明医彀》说："凡治法用药有奇险骇俗者，只要见得病真，便可施用，不必顾忌。"可见古今医家临床用药，务求疗效，常大胆突破常规。治疗急病、重症用药要大剂量果敢。如治疗大面积脑梗，早期用大剂量安宫牛黄丸加通腑活血药，3天把脏腑里的热清掉，其后立刻用补阳还五汤。不要等到恢复期，甚至后遗症期才考虑大剂量问题。又如仝小林重用莪术治疗胃癌术后刀口瘢痕硬结。投以莪术 30g，三七 30g，酒大黄 6g，黄连 30g，生苡仁 120g，干蟾皮 9g，刺猬皮 30g，生姜 5 片，配合六味地黄丸蜜丸含化。他认为三七用到 30g，薏苡仁用到 120g 才真正是化瘀散结的剂量，才能发挥显著疗效。

2. 势缓病轻量小　病势和缓者，病情相对稳定，甚至较长一段时间不会发生变化，故用量亦可平缓，求缓慢之中而渐收其功。

（1）因势缓施药量。如《伤寒论》第154条："心下痞，按之濡，其脉关上浮者，大黄黄连泻心汤主之。"303条："少阴病，得之二三日以上，心中烦，不得卧，黄连阿胶汤主之。"大黄黄连泻心汤治疗胃热气滞，用黄连一两泻心胃之火，且以麻沸汤浸泡去滓服用，其证轻量小可见，而黄连阿胶汤主治阴虚火旺，心肾不交所致的不寐证，病势相对较重，故虽亦是清心火却重用黄连四两。

在临床中，因病势施量是重要的用药法则之一。如仝小林治糖尿病后期，此时血糖控制已达标，痰热、火毒等病理基础基本已清除，可以小剂量黄连长期缓慢调理，一般用 9 ~ 15g。此时，一般改汤剂为丸剂、散剂、膏剂或丹剂等，黄连平均每日用量约 1 ~ 3g 即可，意在长期维持治疗，非取其迅速降糖之功。

（2）因势缓施方量。轻剂（小剂量）包含以下几种，一是指药物的药性轻；二是指药物的味数少；三是指药物的用量小；四是指药物的药力弱。从药味数量来看，对于病情单纯、病位明确或病机清楚的疾病，轻剂往往由于贴合疾病的本质而能奏奇效。《医学传心录·用药传心赋》言："用药之妙，如将用兵，兵不在多，独选其能，药不贵繁，惟取其效。"纵览古代名方，不乏味少而效著者，如导赤散、金铃子散、六一散、四君子汤等皆不过三四味，甚至两味，但临床功效却四两拨千斤，轻剂虽然药味少，但作用专一，从而能直捣病灶，发挥显著疗效。从药量来看，若组成方剂的药物药量大小调配得当，不仅重剂可以起沉疴，轻剂也可以疗顽疾。关于药量的大小，一是要考虑药物多向调节的功效，二是要关注病邪停留的部位，三是要符合正邪虚实变化的速度。如针对劳倦内伤，脾胃困乏，药量大则徒加脾胃负担，缓缓图之方可中气渐运，故病在脾胃，多用轻剂。李东垣的补中益气汤共八味药，量大者不过一钱，量小者二分而已，而且多数药为二、三分，时至今日，仍是临床最常用且疗效显著的方剂之一。蒲辅周先生，曾感触良深地说：年轻时，读清代名医叶天士《临证指南医案》，见他用药甚轻，多年后才理解，人患病后，每每影响胃的消化功能，药多则加重胃肠道负担，更影响消化和吸收，很有道理。蒲辅周曾严肃批评那种以为药味多，用量大，花钱多，疗效就好的说法，他指出：疗效并不与用药量大小成正比。他认为，药量超过身体承受的限度反伤害人的正气（抗病能力）和胃气（消化功能），倘若用得适当，药量小亦甚为有效。如全小林治疗糖尿病胃轻瘫（轻度），病势较缓，则投小半夏汤合苏叶黄连汤加减，清半夏、枳实、苏叶、黄连等药一般剂量只在10g左右，小剂量也可明显取效。

第二节　因证施量——证量效

一、基本概念

因证施量，简称"证量效"。证，包括症状、体征、指标、体质、年龄、性别等。因证施量又包含"随症施量"和"因人施量"两部分内容。辨证论治是依据患者症状、体征、体质等因素对病理本质的个体化辨别，因证施量强调在理法方药确定后，对量的准确把握。同一疾病，症状重者，用量宜大，症状轻者，用量宜小。如大、小青龙汤，因表证轻重不同，故麻黄用量不同。证势不同，用量亦不同。危重证候，用量宜大，轻浅证候，用量宜小。如通脉四逆汤证与白通汤证。此外，患者的体质、年龄等因素也是用量的参考因素。一般中青年、体质强者，用量可大，年老体衰、妊娠及幼儿，用量宜轻，重则有戕伐正气之虞。如桂枝附子汤、去桂加白术汤方后注曰："附子三枚恐多也，虚弱家及产妇，宜减服之。"

二、主要策略

（一）随症施量

根据症状的轻重或变化决定用量。一般，同一疾病，症状轻者，用量宜轻，症状重者，用量宜重。《伤寒论》中大青龙汤证、小青龙汤证均有表寒症状，然大青龙汤证"脉浮紧""身疼痛""不汗出"等表寒症状较小青龙汤证更重，故大青龙汤麻黄用六两，而小青龙汤麻黄用三两。可见药物组成相同的处方，由于药物剂量不同，治疗症状也不同。如厚朴三物汤、厚朴大黄汤和小承气汤，三者药物组成相同，均为厚朴、大黄、枳实，但厚朴三物汤证突出因痛而闭，故以厚朴、枳实为君，行气除满为主，方用厚朴八两、枳实五枚，大黄四两；小承气汤证以便秘为主症，故以大黄为君，泻下荡积，方用大黄四两，厚朴二两，枳实三枚；而厚朴大黄汤证以胸满症状为主，治疗更偏重理气，故以厚朴一尺为君，大黄六两、枳实四枚为臣。又如赤芍，根据汪承柏医生的经验，如果用于治疗重症肝炎，其用量要达到90g，甚至120g。川芎治疗头痛时，其用量要往往需要用到15g，甚至30g。如用半夏治疗失眠往往需要用30g，60g，甚至90g以上。全小林教授治疗糖尿病周围神经病变（轻症），以小剂量乌头汤加减，药用制川乌9g，制草乌9g，桂枝30g，白芍30g，生黄芪30g，鸡血藤30g，炙甘草15g。服用3月，双下肢疼痛、发凉，双手麻木症状基本消失，未再发作。同样治疗糖尿病周围神经病变（重症），表现为双下肢疼痛难忍，酸困乏力，伴麻木发凉，冰冷冒风感，夏日三伏季节包裹两条厚裤仍无法缓解，天气稍凉则冷痛加重，常因冷痛难耐彻夜不眠。则投大剂乌头汤加减，药用制川乌 30g（先煎 8 小时），制草乌 30g（先煎 8 小时），黄芪 90g，川桂枝 30g，白芍 30g，鸡血藤 30g，葛根 30g，生姜 3 片。服药 30 剂，显效。此两例均是糖尿病周围神经病变，均属血虚络瘀之证，但重症患者肢体疼痛、怕冷症状更加严重，可知患者兼见寒入骨髓之病机，非大温大热不能拔除痼结，制川草乌初始用 30g，服用平安后，继续加量，最终以各 60g 收官，终缓解病情，疗效显著。

（二）因人施量

临证用量应因人而异，即根据患者的性别、年龄、体质等因素做到个体化用量。一般情况下，对老人、小儿的用量要小于中青年，老人用量一般为青年人 2/3，3 ~ 6 岁小儿用量为成人量 1/3，6 ~ 12 岁儿童为成人量 1/2。体质强壮者，耐受力强，用量宜大；体质虚弱者，不胜药力，故用量宜小。对孕产妇用药，剂量更应谨慎。

患者体质强弱、年龄、性别、状态等，也是临床决定药物用量应该考虑的因素。对此前贤多有论述。张仲景就提到对于强人、羸人，药物用量宜有区别。宋《圣济总录》中有言："凡服药多少，要与病人气血相依，盖人之禀受本有强弱，又贵贱苦乐，所养不同，岂可一概论。"明代吴又可也说："凡年高之人，最忌剥削。设投承气，以一当十；设用参术，十不抵一。盖老年荣卫枯涩，几微之元气易耗而难复也。不比少年气血生机甚捷，其气勃然，但得邪气一除，正气随复。所以老年慎泻，少年慎补。"但"因人施量"中有一个特殊原则——有故无殒亦无殒。如任继学教授治疗产后乳痈，投以厚朴三物汤加减，并重用厚朴 40g，一周后，饮食增进、二便复常、痊愈出院。患者虽为产后妇人，任继学先生治疗时仍重用厚朴等行气导滞药物，体现了"有故无殒亦无殒"的思想，该思想出自《素问·六元正纪大论》："黄帝问曰：妇人重身，毒之何如？岐伯曰：有故无殒，亦无殒也。帝曰：愿闻其故何谓也？岐伯曰：大积大聚，其可犯也，衰其大半而止，过者死。""有故无殒亦无殒"的原意旨在回答妇人怀孕后是否可以用"毒药"来治病？岐伯回答黄帝：只要有需要用"毒药"治疗的疾病，就不会出现危险。换言之妊娠时如确有病邪存在，使用峻烈的药物也不会伤害母体和胎儿。但在用药过程中必须"衰其大半而止"，切不可过用。推而广之，在针对特殊体质人群时，有其病即可用其药，即使是"毒药"（有毒或峻猛之药）也难以伤害人体，但要求医生胆大心细，遵循"衰其大半而止"的原则，"中病即减""中病即止"。

第三节　因方施量——方量效

一、基本概念

与方相关的量效关系，称为因方施量，简称"方量效"。

方，包括制方大小及处方剂型。因方施量策略具体包括根据制方大小决定用量和根据处方剂型决定用量两方面内容，仝小林教授由此提出了精方与围方的概念。因方施量策略总体而言是以制方大小而论，精方用量偏大，围方用量平和；以处方剂型而论，汤剂用量最大，煮散用量相当于汤剂的 1/2 ~ 1/3，丸、散（服散）、膏、丹剂型的用量相当于汤剂的 1/10。制方大小与处方剂型既有联系又有区别，二者共同决定着处方的合理用量。剂量乃处方的关键之一，一首方的剂量关乎整个处方的疗效，但古今医家对方量与疗效的关系研究十分欠缺，深入系统研究处方量的剂量阈、剂量的增减策略及处方的合理剂量，对于提高中医处方的精准度及临床疗效至关重要。

二、基本策略

（一）制方大小定用量

一般认为以药少而精为特点的处方，可称为精方；以药多而广为特点的处方，可称为围方。精方与围方的用量特点总体而言：精方量大，围方平和。

1. 精方重剂取效 制方小者，药味精简，通常只用四至五味药，药少力专目标明确，适用于急危重症或病机单一之疾病。急危重症非大剂量不足以撼动病邪，故用量宜大，以求短时间内迅速收效。

《伤寒杂病论》中的经方多属精方范畴，如《伤寒论》第 175 条："风湿相抟，骨节烦疼，掣痛不得屈伸，近之则痛剧，汗出短气，小便不利，恶风不欲去衣，或身微肿者，甘草附子汤主之。"方中由炙甘草二两，炮附子二枚，白术二两，桂枝四两组成，药仅四味，所治病症乃风湿并重，表里阳气皆虚的重症，虽药少然每味药量皆偏大，故能专攻一处，起到温阳补中、散风除湿之功。又如，裘沛然教授治疗儿童肾病综合征，症见患儿感冒后浮肿、蛋白尿，在某医院诊为肾病综合征，用激素、环磷酰胺等西医治疗，2 月余未效。裘沛然教授结合患儿面色㿠白无华，眼睑虚浮，气促神萎，腹大如鼓，阴囊肿大如球，下肢浮肿，小便不利，口不渴，纳不馨，泛恶多，舌苔薄质淡，脉沉细等四诊和检查化验结果辨为"脾肾气虚，水湿壅盛"，投以生黄芪 40g，生牡蛎 40g，泽泻 1.5g，黑大豆 30g，大枣 7 枚，服 7 剂则显效，守方再进 7 剂，患儿明显好转。上方药味虽少，仅有 5 味，却药力专宏，诸药合用，共奏健益肾，通利三焦，利水消肿之功，患儿服药仅服 7 剂便疗效显著，乃属精方建功。

2. 围方平剂建功 制方大者，药味繁多，作用广泛，靶点众多，适于慢性病调理，故用量平和，主要以常规剂量为主，全面兼顾，以期长期调理，缓慢见功。

《伤寒杂病论》中亦能见少许的围方，如《金匮要略·疟病脉证并治第四》第 2 条："病疟，以月一日发，当以十五日愈；设不差，当月尽解；如其不差，当如何？师曰：此结为癥瘕，名曰疟母，急治之下，宜鳖甲煎丸。"方药为鳖甲十二分，乌扇三分，黄芩三分，柴胡六分，鼠妇三分，干姜三分，大黄三分，芍药五分，桂枝三分，葶苈子一分，石韦三分，厚朴三分，牡丹五分，瞿麦二分，紫葳三分，半夏一分，人参一分，䗪虫五分，阿胶三分，蜂巢四分，赤硝十二分，蜣螂六分，桃仁二分，全方达 23

味药，皆药量甚少，因"癥瘕"乃长期痰瘀互结所致，需缓慢图之，全方寒热并用，攻补兼施，理气活血，化痰消癥以治其本；又如大黄䗪虫丸、薯蓣丸、麻黄升麻汤均属于围方。

围方虽在经方中为数不多，可至唐以后，方剂药味渐多，药量平和，剂量与经方相差几近五倍。如金代脾胃大家李东垣创制补中益气汤、升阳散火汤、升阳益胃汤等经典名方。以补中益气汤而言，原方以黄芪一钱，炙甘草五分，人参三分，当归身二分，橘皮二分或三分，升麻二分或三分，柴胡二分或三分，白术三分，全方较经方药味稍增，然药量皆偏小，缓慢调理气分、血分以收奇功，用于内伤杂病之中焦不足。再如唐代孙思邈的《千金要方》和《千金翼方》、明代张景岳的《景岳全书》、清代王清任的《医林改错》，皆留有许多旷世围方于世。

现代医家对围方的认识和运用又有了进一步的发展，出现了许多流派以及学术争鸣的现象。如北京四大名医之一的施今墨以及蒲辅周老中医等皆擅于运用围方。江苏邳州炮车中心卫生院薛振声老中医亦对围方的运用有自己独到的认识，他自创方剂"全息汤"，全方共18味药，皆处以常规剂量，薛老谓："系统疗法以和解少阳为轴线，取小柴胡汤基础药"，全方升阳理气、疏风散寒、调和营卫、开胸化痰、化湿运脾、利水清血等，薛老以全息汤方为基础加减治疗传染病、呼吸系统疾病、循环系统、消化系统、代谢及内分泌系统病证，可谓将围方的特色运用得淋漓尽致。又如周仲瑛教授治疗"食道中下段鳞癌术后"，症见胸膈胀塞、吞咽困难半年，伴见形体瘦弱，面黄不华，食后胸膈胀塞不适，大便1～2日一行、质稀，舌苔薄黄腻，舌质暗红有裂纹，脉细。投以香砂六君子汤加减，药用党参12g，焦白术10g，茯苓10g，炙甘草3g，仙鹤草20g，鸡血藤20g，薏苡仁15g，肿节风20g，地榆12g，红景天12g，灵芝5g，法半夏12g，花生衣15g，当归10g，炒枳壳10g，木香5g，砂仁（后下）4g，炙鸡内金12g，地骷髅15g，公丁香3g。14剂，水煎服，每日1剂。后连续复诊，服用中药达2年之久，病情得到有效控制，肿瘤标志物转阴，胸水吸收，自觉症状消失，精神状态可，生活质量明显提高。此案，周仲瑛教授针对病情，辨证施治，随症化裁，首诊用大方遣数药，其作用靶点众多，用量尚平和，主要以常规剂量为主，全面兼顾病情，长调效稳，是围方取效的典型验案。

精方与围方之间没有绝对的界限，医家或擅用精方，或擅用围方，或兼而有之。如张锡纯精方与围方均擅长，《医学衷中参西录》中所载"十全育真汤"，原方以野台参四钱，生黄芪四钱，生山药四钱，知母四钱，玄参四钱，生龙骨四钱，生牡蛎四钱，丹参二钱，三棱钱半，莪术钱半，皆小剂量治疗五脏虚损病症，张氏在其方后注又言："若其汗过多，服药仍不止者，可但用龙骨、牡蛎、萸肉各一两煎服，不过两剂其汗即止。"可见张锡纯既擅于以小剂量的围方治疗诸如"虚劳"类的慢性病，又擅于用大剂量的精方治疗急危重症。

（二）处方剂型定用量

中药的剂型主要有汤剂、散剂、颗粒剂、袋泡剂、丸剂、膏剂、丹剂等，临床用药过程中根据患者的情况处以不同的剂型。处方剂型与药量的关系有三大特点：第一，汤剂用量最大；第二，煮散用量次之；第三，丸散（服散）、膏丹用量最小。

1. 汤剂量大，先汤后丸　临床常用的汤剂与丸剂其用量较为悬殊。所谓"汤者，荡也"，以其去病最速；"丸者，缓也"乃是缓慢图之。如《伤寒论》之抵当汤与抵当丸，两方药物组成完全相同，但剂量不同。抵当丸中虽增加了五个桃仁，却把破血逐瘀的虫类药水蛭和虻虫各减少十个，且抵当汤的煎服方法为"以水五升，煮取三升，去滓，温服一升"，抵当丸的煎服方法乃"捣为四丸，以水一升，煮一丸"，即服用方法变成了煮丸，即使在两方剂量完全不变的情况下，抵当丸服用量则约为抵当汤的四分之一，故抵当丸攻逐瘀血的作用较抵当汤缓和，变成了逐瘀泄热的平和之剂。仝小林教授在临床中常运用丸剂，如糖尿病患者经过一段时间调理，当 HbA1c < 7.0 且稳定后，以每次丸药（水丸）稳定血糖，或进一步缓慢调理以控制在正常水平。

2. 丸散量小、慢病缓调　中药材面临资源紧缺的现状，散剂的运用越来越受医家的关注。散剂同汤剂一样能够因人辨证施治、随证化裁，还具有自身独特的优势，如制作工艺和设备简单；用量少，煎煮时间短；使用方法多样，既可服散，又可煮散，还可外用等。如蔡光先等通过研究 28 味常用中药饮片汤剂与散剂的用量，结果发现 28 味常用药物在散剂中用量明显减少，约为汤剂用量的 1/3 ~ 1/5。张晓平通过对中药袋煮散治疗病毒性肝炎的临床研究，发现按汤剂 1/3 ~ 1/2 药量制备袋煮散，其疗效与汤剂相当。根据临床经验，丸、散（服散）、膏、丹剂型的用量乃汤剂剂量的 1/10。煮散作为一种特殊饮片，在宋代推行了 600 年，极大解决了当时药材资源紧张的局面。近年来，我国中药材需求日趋旺盛，中药材价格不断攀升，成为制约中医药发展的瓶颈。一些医药学家通过临床及实验研究，证实煮散不仅能节约中药材 1/2 ~ 1/3，而且能缩短煎煮时间、节约能源。因此，大力推广丸散剂型，尤其是广泛运用煮散是减少临床处方用量的重要途径。随着经济社会的发展，慢病患病率正以惊人的速度上升，而中医药防治慢病具有独特的优势。临床上，慢病具有多虚、多瘀、致变等特点，故在治疗上峻补不如缓补，短治不如长治，治变不如防变，一旦慢病从急性期进入慢性期，运用丸散剂型，小剂施量，缓图徐治，累积获效是重要策略。

第四节　因药施量——药量效

一、基本概念

与药相关的量效关系，称为因药施量，简称"药量效"。

药包含的内容较多，包括药性、药物功效、方药配伍、服药反应及服药方法等。因此，因药施量包括"因药性、药效施量"，"因配伍施量"，"因服药反应施量"，"因服法施量"四部分内容。

二、基本策略

（一）因药性、药效施量

一种药物有多效，欲取何种功效决定于其所治疾病。如半夏一两降逆止呕，二两安神催眠。另外，以《神农本草经》药物三品分类法为据，中药有上中下三品，上品多是养生延年之品，且多为药食同源，多服久服亦无大害，如酸枣仁、淮山药、葛根、茯苓；中品多无毒或有小毒，具补养及治疗功效，用量可酌情放宽，如半夏；下品多为毒药或药性峻猛，如除寒热、破积聚之甘遂、马钱子、巴豆等，临床用量应谨慎，用之不当可伤正甚或伤身。对于既是食品又是药品的药物，临床用量可较宽泛，2017年卫计委公布了《药食同源原料目录》，收录了101种既是食品又是药品的药物，对于此类药食同源原料，临床用量可较宽泛，如酸枣仁治疗失眠可用至180g等。

（二）因配伍施量

药物配伍也会影响方药用量。方剂是由君臣佐使多种药物合而起效。主药谓之君，佐君谓之臣。一个复方里，对主治病症发挥主要治疗作用的药物是君药，而协助君药发挥治疗作用的药物是臣药。一般而言，在一定范围内，如果增加君药的用量，方剂的主要作用会得到加强。如王清任创制的补阳还五汤重用黄芪四两（约150g）为君药来治疗气虚血瘀型中风偏瘫。经方小柴胡汤重用柴胡半斤（约110g）为君，以解少阳之邪。另外，当方剂的药物组成相同，改变药物的剂量比，分别以不同的药物为君，方剂的主要作用也会发生变化。如《伤寒论》《金匮要略》有几个药物组成相同而主要功效不同、治疗主症各异的方剂，如小承气汤、厚朴三物汤和厚朴大黄汤，此三方皆由大黄、厚朴、枳实三味药物组成，但三味药物的用量不同，君药不同，主治病证亦不同。小承气汤用大黄4两（55.2g），枳实3枚（约合6.9g），厚朴2两（27.6g）。重用君药大黄，主治阳明腑实证，功在泄热通便、消痞除满；厚朴三物汤以厚朴为君，用至8两（110.4g），枳实5枚（约合11.5g），大黄4两（55.2g），主治气机阻滞、腹满痛秘之证，功在行气通便；厚朴大黄汤用厚朴6两（82.8g），大黄6两（82.8g），枳实4枚（约合9.2g），重用厚朴，主治支饮胸满、腹满便秘之证，功在开胸治饮。

方剂结构中还存在"复君"和"复臣"的形式。所谓复君，是指一首方剂具有两味或两味以上的君药。所谓复臣，是指一首方剂具有两味或两味以上的臣药。"君二臣四，偶之制也。君二臣三，奇之制也。君二臣六，偶之制也。"有一些复方的君药可能是一组药物，单独看每味药的量都不大，但把一组君药的用量合起来，用量就是大的，也属于另一种形式的重用君药。不过要注意，在一首方剂中，并非剂量最大的药物就一定是君药，因为决定一首方剂中药物君臣佐使关系的不是药物的用量，而是它们在该方剂中所发挥的作用。如十枣汤，它的君药为芫花，其用量仅为三分之一钱匕（约为0.17g），甘遂和大戟为臣药，而大枣，虽然它的用量为10枚（约40g），但它也只是一味佐药。

不少毒性或偏性药物经过适当配伍，毒性降低，偏性纠正，去其性而存其用，此时用药剂量可增大。如乌头汤、乌头煎、乌头桂枝汤，乌头用五枚，然均以蜜煎乌头，以减轻乌头毒性。又如仝小林教授临床运用大剂量黄连降糖，为制约其苦寒伤胃之性，常配伍干姜和生姜以治性存用。经过长期实践，探索出黄连与干姜的常用比例为 6：1，黄连与生姜的常用比例为 4：1，脾胃虚弱的患者可增加生姜或干姜的用量，使黄连与姜比例达到 2：1，甚则 1：1。另外，通过在处方中配伍臣药知母、黄芩一类清热之品，协同增强黄连清热泻火之功，黄连用量可相对减少。恰当的配伍是解决黄连短期大剂量及长期应用苦寒伤胃问题的关键。

（三）因服药反应施量

服药反应可影响用量。临床中，常常需要根据患者服药后的反应调整用量。包括不效增量、中病即止或中病即减等。如麻子仁丸方后注："饮服十丸，日三服，渐加，以知为度。"乌头桂枝汤方后注："初服二合，不知，即服三合，又不知，复加至五合。其知者，如醉状，得吐者，为中病。"又如，《心律失常的凭脉辨治》一文所载医案：某患者因心力衰竭住院治疗。刻症见全身浮肿，下肢肿甚而厥冷，按之如泥，心悸、气短殊甚，不能行走，甚至无力完成洗脸、穿鞋等动作，胸闷胀作痛，咳嗽痰少，头晕，自汗出，不欲食，腹中痞满，小便少。察其面色苍暗，精神萎靡，唇甲青紫，语音低而断续，舌质紫暗，苔薄白腻，脉呈屋漏之象。中医辨属阳衰阴盛，寒凝血瘀，气虚欲脱之证，投以真武汤合生脉散加味治疗，药用制附片 20g，茯苓 20g，白术 20g，白芍 15g，生姜 20g，红参 15g，五味子 12g，麦冬 20g，黄芪 60g，桂枝 15g，丹参 20g。水煎服，4 剂，嘱低盐饮食。二诊见浮肿尽消，只足踝部尚有轻度浮肿，则上方减黄芪为 40g，继续与服。治疗观察 2 月余，过程中浮肿两次反复，加重黄芪 60 ~ 80g，则尿量增多，浮肿又消退。本案体现了"因服药后反应施量"这一策略，方中重用黄芪配伍茯苓、白术，益气补中、利水消肿，黄芪起始用 60g，治疗过程中浮肿消退，故减量，后病情反复，再次加重其用量。

医生在处方后应密切观察患者病情变化，及时调整处方或药量，门诊中还需多与患者交流病情变化，嘱其按时复诊，避免"方不中病"或"量不中病"，才能进一步提高临床疗效。尤其一些毒峻药，更要根据服药的反应调整用量，才能够精准施量，有效保证用药安全。

（四）因服法施量

临床运用方药治疗疾病，方药用量与服量、日服量有联系，而服量又与服法密切相关。因此，开具多大剂量的处方才能取得最佳疗效，必须考虑具体的服用方法。如一剂药可以 1 日服，也可以 2 日服，甚至多日服；一日可以服 1 剂药，也可以服 2 剂药，甚至服多剂药。《伤寒论》《金匮要略》中明确记载服量的汤剂有 181 方，根据汤剂的日服次数与时间分类，有顿服、日一服、日二服、日三服、日五服、日六服、日十服、日夜连服、少少频服、少少含咽、平旦服、食前服等十余种情况。因此，服药方法不同，方药用量也有差别。相同剂量采用不同服法，形成的血药浓度将有不同，最终疗效也有差别。如乌头煎方用乌头大者五枚，而方后注"不差，明日更服，不可一日再服"；生姜半夏汤方后注"分四服，日三夜一服"；麻黄连翘赤小豆汤方后注"分温三服，半日服尽"。

由于服法影响甚至控制着疗效和开具的方药剂量，临床上既要取得显著疗效，还要考虑保证大量用药的安全性，因此，处方用量较大者，可分多次服，使每次服药量不至过大，且能保持一定的血药浓度。另外，服药方法决定了每次服药量和总服药量，故一剂药可分多次频服，尤其是应用一些毒剧药，如马钱子，每次服量仅 0.3 至 0.6g，对一些危重症，如胃瘫呕吐，少量多次频服，既有试药之意，又保证了较高的血药浓度。或处方药物剂量不大，但是一日内服多剂，总服量相对大得多，如桂枝汤，"病重者，一日一夜服，周时观之。服一剂尽，病证犹在者，更作服。若汗不出，乃服至二三剂"。这种服药方法多见于解表剂，目的在于集中药力顿挫病势，一旦邪祛七八，即减少或停止服药，所以临证时应考虑一日服多剂的可能，并斟酌每剂剂量。

第五节　急、慢病及其他方药运用策略

临床中尚有急病策略、慢病策略、三因施量、以知为度、中病即止、渐增药量、渐减药量、始量 – 中量 – 尾量、叠加药量等方药运用策略。

一、急病策略

危笃重症，需防顷刻间病势突变，故而对急重症，关键是要迅速扭转病势，一两剂间化险为夷，以冀生还，因此用量往往要大，方能力挽狂澜。临床常采用以下方法：一是"鲸吞"之法，即临床处方用药要相对大，速战速决，一步到位。常用于正气尚足，病势初萌，速效短程。二是进逼，就是向目标步步逼近。在治疗时，层层围堵，不留缝隙，步步为营。此外，面对危急重症也常采用以下用量策略：如首剂加倍；多次分服；脾胃弱者，小量多次分服；小效加量，大效递减等手法。如少阴病三急下，用大黄四两、厚朴半斤、芒硝三合急下以存阴，防止阴津枯竭；通脉四逆汤证，阳微欲亡，故以附子大者一枚、干姜三两急以回阳通脉救逆。但要注意中病即减或中病即止。

二、慢病策略

慢病，就是很难一时治愈，病程较长或终身难愈的疾病。慢病病势和缓，病情相对稳定，甚至较长一段时间内不会发生变化，故用量可平缓，求缓慢之中渐收其功。如肝硬化，在较长一段时间内病情变化不大，治疗取效亦非朝夕之事，需抽丝剥茧，故宜以和缓剂量长期调理。现代的慢病、老年病常需慢调。慢调的要点有三：一是宜用"围方"，即大包围，针对多系统、多疾病、多层面；二是剂型上，宜选用丸、散、膏、丹等剂型，但并非在慢病初治阶段直接使用丸散等剂型，而是仍先用汤药，见有成效，再改丸散；三是宜守法守方，采用蚕食策略，具体来说，就是不求一日千里，但求日日进步，采用小剂量、广覆盖、多靶点、长疗程的手法。此外，治疗慢病应注重累积取效，慢病，病程长，其起效、显效时间必然也长，虽然通过剂量调整，可适当"提速"，但剂量过大，反而可能"减速"。何也？坚冰欲速化，过热反激，欲速则不达，过犹不及也。慢病他医久治不效，或查辨证之误，或思用量不及，或验服药之真，或审患者之诚，要随情调整。

由于久病多虚，峻补不如缓补；久病入络，短治不如长治；久病致变，治变不如防变。不求一蹴而就，但求日日见功，不求立竿见影，但求累积获效。比如《伤寒论》对于太阳表郁轻证，用桂枝麻黄各半汤、桂枝二越婢一汤、桂枝二麻黄一汤，就是因为病症比较轻微，所以使用很小的药量，缓缓图之。张仲景对柴胡桂枝汤症的治疗也是如此。"伤寒六七日，发热，微恶寒，肢节烦痛，微呕，心下支结，外证未去者，柴胡桂枝汤主之"。凡此种种，皆仲景垂示。

三、其他方药运用策略

（一）三因施量

所谓三因施量原则，也可称为三因制宜原则，即根据具体疾病发生的时间与时令，地域与环境，患者的性别、年龄、所处生理及病理状态及心理情况等来决定相应的药量。其中，因时与因地制宜原则又是基于二者对疾病本身及人体药物反应两方面的影响综合考虑的。时间与时令是权衡药量时需要考虑的重要因素。一般情况下，炎热季节气温较高，应用温热药、解表药，尤其是辛温解表药物，剂量宜小；严寒季节气温较低，应用寒凉药、通下药时，用量亦酌情减少。此外，由于人体的生理机能会随季节的转换而做出相应调整，临床施量也需据此适当增减。如夏季气温升高，人体腠理开泄，阳气外发；冬季气候寒冷，人体腠理固密，阳气内藏。若同为外感风寒，在寒冷的季节要用重剂才能有效，而在炎热的夏季用轻剂即能取效，且不宜过于发散，以防汗出过多，伤津化燥，变生他病。地域和环境对临床用量的意义：一方面体现在气候差异的影响上，如张锡纯在解释陆九芝关于麻黄南北方用量有异时谓："南方气暖，其人肌肤薄弱，汗最易出，故南方有麻黄不过钱之说；北方若至塞外，气候寒冷……恒用至七八钱始能汗者。另一方面则体现在对人体体质形成的重要作用上。生活在北方或西北地区的各民族体形多壮伟，体气多敦厚；生活在南方或东南沿海的各民族体形多纤细，体气多瘦薄，各地区人体体质不同，抗病、抗热、抗寒能力不同，对药物的反应也不一样，临床用量也需做出相应调整。

患者体质、年龄、性别不同，对药物的反应性及耐受性也会存在一定差异，需在药量上予以区别。对于发散攻伐之品，平素体弱者用量应少于强壮者，如应用十枣汤时，"强人服一钱匕，羸人服半钱"。又如生大黄苦寒，泄热通肠，药力峻猛，若用同一品种治疗体重相近的患者，素体脾虚胃弱肠寒者用小量即可致泻，而素患热结便秘者用10～15g，甚至更多才致腑通。年龄上，老人气血衰少，对药物耐受能力较差，小儿脏腑轻灵，对药物敏感性较高，加之小儿许多器官及系统尚未发育完善，血气未充，经脉未盛，故用量均应小于青壮年人。性别上，妇女的用量应少于男子，特别是在经期、产后，若用发散攻破的药物又应轻于平时。

（二）以知为度

以知为度的药物用量控制方法既可以用于把握临床用药安全性，也可以用于把握临床用药有效性。所谓"以知为度"，其中"知"可以称之为知应，是指患者感知到的身体对所服药物的积极反应。《伤寒论》和《金匮要略》以服药后出现或小便通，或大便利，或腹中温，或患者自我感觉到的其他体内变化为"知"。如《伤寒论》麻子仁丸"饮服十丸，日三服，渐加，以知为度"。以知为度的"度"是一个调整服量的度，而不是停止服药的度。医者根据这个度，可能适当增加药量，也可能需要减少药量或服量，或者把药量维持在原有水平。如《伤寒论》言服理中丸，初服一丸，若"腹中未热"，是尚无知应，这时要增加服量，乃"益至三四丸"，至患者腹中出现温热的感觉，便维持这一服量，直至疾病痊愈。

（三）中病即止

同样，中病即止的药物用量控制方法既可以用于把握临床用药的安全性，也可以用于把握临床用药的有效性。中病即止既是一个用药原则，也是一个操作方法。中病即止主要用于含有峻猛药物的药方，多为汗、吐、下等攻邪之剂，根据预期的方药作用效果，或得汗，或得吐，或得利下，即停止服药，以防过剂伤正。如《伤寒论》栀子豉汤"得吐者，止后服"。大陷胸汤"得快利，止后服"。大承气汤、小承气汤"若更衣者，勿服之"。牡蛎泽泻散"小便利，止后服"。采用中病即止的药物用量控制方法可以避免不良后果的出现，如大青龙汤"一服汗者，停后服"。如果汗出之后，仍然继续服药，则可能导致"汗多亡阳遂虚，恶风，烦躁，不得眠"等不良后果。

"中病即止"与"以知为度"是有区别的。"知"是病情好转的初步反应，原来的治疗仍需继续，服量可能维持不变，亦可能需要增量或减量。攻邪之药，峻烈之剂，对疾病的作用犹如打击，击中目标，轻者曰"知"，重者曰"中"。打击重者，病去大半，则为"中病"，应当停药，谨防过剂伤正。如含乌头的方剂需把握"以知为度"和"中病即止"两个原则，这是由于乌头的有效量和中毒量较为接近。如《金匮要略》乌头桂枝汤"初服二合。不知，即服三合。又不知，复加至五合。其知者，如醉状。得吐者，为中病"。患者对乌头的反应有很大的个体差异。为了安全用药，初服量宜小，密切观察药后反应，其后采用试探性加量。加量遵循"以知为度"的原则，"知"的标准是"如醉状"（瞑眩反应），如唇、舌、肢体麻木，甚至昏冒目眩，但脉搏、呼吸、神志等方面无大变化，即为有效征象。若服药后出现剧烈呕吐、呼吸急促、心跳加快、脉搏间歇等，甚至昏迷，则为中毒反应，应当立即停药。故"知"应继续服药，"中病"即当停药，或改服其他药。

（四）渐增药量

渐增药量的控制方法是指根据病情，逐渐增加药物用量。其依据主要是患者服药后的反应。如果确认辨证与处方无误，但是效果不明显，这时可以考虑增加药物用量，而且应该逐渐增加，而不是陡然大增。"逐渐增量"和下述"逐渐减量"皆可视为"以知为度"方法的细化。逐渐增量可以通过直接增加处方用量实现，亦可通过缩短服药时间间隔来实现。如《伤寒论》桂枝汤"若一服汗出病差，停后服，不必尽剂。若不汗，更服依前法；又不汗，后服小促其间。半日许，令三服尽"。如果病情较重，可以采用昼夜连续服 2 剂或 3 剂（6～9 升）、6 次或 9 次的方法。这种服法既能治病，又能保证服药的安全性。又如《金匮要略》乌头汤，乌头用量较大（5 枚，重约 18g），煮取药液合2 升。为确保安全，初服仅 7 合（约 140mL）。"不知，尽服之"。若患者服药后无不良反应，说明当前剂量是安全的。在这种情况下，即可加大第二次服量到将近 1.3 升（约260mL）（注：乌头洗蜜二升煎取一升，其他四味药，以水三升煮取一升，内蜜煎中，更煎。总药液将近两升，初服七合，不知，尽服之。所以二服不到 1.3 升。）乌头汤与乌头桂枝汤的服法虽然不同，然有异曲同工之妙。在使用有一定毒性的方药时，尤其需要注意逐渐增量原则。如《神农本草经》曰："若用毒药疗病，先起如黍粟，病去即止，不去倍之，不去十之，取去为度。"可见在用毒药治病时，应该极其审慎。

（五）渐减药量

逐渐减量的药物用量控制方法是指在临床上根据患者的服药情况逐渐减少药物用量。如病情较重，发展较快，为了立即遏制病势，治疗伊始就必须用足够大的，甚至是超常规的药量。待到病势缓解之后，即逐渐减少药量。再有一种情况是在使用有一定毒性的方药时，获效以后要逐渐减少药量，甚至停药。毒性越大，减量或停药越要早，《素问·五常政大论》说："大毒治病，十去其六；常毒治病，十去其七；小毒治病，十去其八；无毒治病，十去其九。谷肉果菜，食养尽之。无使过之，伤其正也。不尽，行复如法。"就是说用药毒性越大，停药应该越早，以防止伤正，且应以谷肉果菜以扶正。还有一种情况在一些内伤杂病过程中，人体自身胃气或正气不足，减少药物用量意在促进人体自身正气的自我恢复，防止用药过重加重人体负担。此外，在疾病基本痊愈以后，即逐渐减少药量，目的是为了巩固疗效，防止反复，是为善后之法。

（六）始量、中量、尾量控制

始量、中量、尾量控制，又可称为"初始量 – 维持量 – 结尾量"控制法，是临床上常用的中药用量控制方法。临床上很多疾病病情复杂，病情缠绵，病程较长，因此需要根据病情变化随时调整用药。在疾病的初始阶段或者治疗早期，药物用量宜轻；在疾病的发展阶段或者治疗的中间阶段药物用量可适当加重；在疾病的终末阶段或者治疗的收尾阶段药物用量亦要轻。

在疾病的初始阶段或者治疗的早期，如邪气不甚，正气尚强，与外邪抗争，病势尚轻，病轻则药亦轻；如邪气亢盛，当投峻剂，正气不足而又须防止其正伤而邪陷；或是邪气虽然亢盛而初投不宜用量过大，恐其药与病相拒；或是应用有毒之品时，须防止身体耐受力较差的患者出现不良反应，都应该用小剂量或者常规剂量做试探性或适应性治疗。

随着疾病的发展或者治疗的进展，或是初期用药未能抑制病势发展，病情进一步加重；或是药已对症而病重药轻，不能完全遏制病势发展；或是机体已经能够适应药物，药与病合而已渐起效，此时可乘胜追击，加大用药剂量以除其亢盛之邪势，此阶段是疾病治疗过程的主要阶段，也是最重要的阶段。

当到疾病的终末阶段或者治疗的收尾阶段时，病势已衰其大半，人体正气渐复。一者为适应其已衰病势不可过行攻伐，一者为轻剂缓图以复其正气，此时可减少药物用量，用轻灵之剂攻其余邪兼以扶正。还有一种情况是疾病末期，扶正的时候担心余邪未尽，助邪复燃，应小剂量试探性用药。如《温热论》指出："面色苍白，需要顾其津液，清凉到十分六七，往往热减身寒者，不可就云虚寒而投补剂，恐炉烟虽熄，灰中有火。"阴虚火旺之人在湿热病治疗末期，即是疾病的某些症状随着用药有所减轻，还应该小剂量试探性用药，恐炉烟虽熄、灰中有火。

（七）叠加药量

叠加药量是一种特殊的中药临床处方用量控制方法，它指在一个处方中，不是通过增加单味药物的用量，而是通过增加功用相同的药味及用量，达到增加药量的目的。严格来讲，这种方法是增加"功效组"药物的用量，是一种药量叠加方法。明代医家方贤在《奇效良方》中所载的防风通圣散，该方剂运用荆芥二分半，防风、麻黄、薄荷各五分，一组药共同发挥发汗而散热搜风作用；用栀子二分半，滑石三钱，芒硝五分，大黄五分，一组药共同发挥通利大小便而降火行水的作用，单看每一味药的用量并不多，但相同功效的药物，其用量加起来，也是不小的用量。这就是通过增加相同功效的药味，使各味药物的用量叠加在一起，让他们发挥协同作用。李东垣《脾胃论》中的补中益气汤、清暑益气汤、沉香温胃丸等方剂都包含了叠加药量的思想。开胃进食汤同时应用丁香、木香、藿香、砂仁、厚朴等物，共同发挥芳香开胃醒脾的作用，亦属此类。

参考文献

［1］刘沛然.疑难病症倚细辛［M］.北京：人民军医出版社，2011.

［2］仝小林.糖络杂病论［M］.北京：科学出版社，2010.

［3］陈丽名，刘绍永，张林，等.关于经方与当代处方的全方总药量比较［J］.中华中医药杂志，2015，30（03）：735-738.

［4］仝小林，赵林华，连凤梅，等.Clinical Observations on the Dose-effect Relationship of Gegen Qin Lian Decoction（葛根芩连汤）on 54 Out-patients with Type 2 Diabetes［J］.Journal of Traditional Chinese Medicine，2011，31（01）：56-59.

［5］赵林华，连凤梅，姬航宇，等.仝小林教授运用不同剂量葛根芩连汤治疗2型糖尿病验案

［J］. 中国实验方剂学杂志，2011，17（2）：249–251.

［6］逄冰，周强，李君玲，等. 仝小林教授治疗糖尿病性胃轻瘫经验［J］. 中华中医药杂志，2014，29（07）：2246–2249.

［7］仝小林，刘文科，焦拥政. 论精方与围方［J］. 时珍国医国药，2012，23（09）：2293–2294.

［8］张晓平. 中药袋煮散治疗病毒性肝炎的临床研究［J.］邯郸医学高等专科学校学报，2002，15（2）：107–108.

第六章　方药用量安全性 ▷▷▷▷

安全性是合理用药最基本的要求之一，同时也是中医药持续发展、走向世界的前提条件。中草药过去在大众的印象中是"天然、安全、无毒"的，然而近年来，国内外一系列事件的发生将其安全性问题推上了风口浪尖。如 20 世纪 90 年代初，比利时的一名医生发现，大批患有急性肾衰竭的女性，都曾经在一家减肥诊所服用过含有马兜铃酸的植物药。同时期，日本津村顺天堂公司生产的小柴胡汤陆续被报道导致间质性肺炎。此外，黄连素事件、复方芦荟胶囊事件、鱼腥草注射液事件、何首乌事件等，引发了人们对中药安全性的普遍关注。

瑞士著名医师帕拉塞尔苏斯早在 500 多年前就提出：世界上没有无毒的药物，关键在于剂量是否合适。毒性与剂量密不可分。本章在中药毒性与安全性研究的大背景下，讲述剂量特别是超量用药与安全性的关系，并提出安全用药的几点对策。

第一节　中药安全性及其研究与评价现状

一、引发中药安全性问题的原因

引发中药安全性问题的原因十分复杂，大致可分为中药本身毒性、中药使用不当以及中药质量三类原因。

（一）中药本身毒性

中医学对药物毒性的认识由来已久。我国现存最早的药物学专著《神农本草经》共记载药物 365 种，并把中药分为上、中、下三品，大体上是把攻病愈疾、副作用较大、不可久服的药物称为下品，而可久服补虚、毒性较小的药物看作上品。隋代巢元方《诸病源候论》专列"解诸药毒候"，谓："凡药云有毒及大毒者，皆能变乱，于人为害，亦能杀人。"这种认识已经接近现代对毒性的认识。唐代《新修本草》在具体的药物项下已有有毒无毒的记载。明代《本草纲目》载药 1892 种，其中有 312 种标明有毒，并按照毒性大小分为大毒、小毒、微毒，并列出较为详细的分类、应用及解毒方法等。至清代对于中药毒副作用的记载更为详细和广泛。

从我国古代对药物毒性的认识可以看出，中药"毒性"有广义和狭义之分。从广义上来说，古人常将毒性与偏性联系起来，几乎所有中药都有偏性，以药物的偏性纠正疾病阴阳盛衰之偏就是中药治疗疾病的原理。正如明代张景岳《类经》云："药以治病，因毒为能，所谓毒者，因气味之偏也。盖气味之正也，谷食之属是也，所以养人之正气。气味之偏者，药饵之属是也，所以去人之邪气，其为故也……大凡可避邪安正者，均可称为毒药，故曰毒药攻邪也。"从这个意义上讲，毒性作为中药的基本性质，用之得当可发挥治疗效应，用之不当也可能损害机体。

而狭义的毒性是指中药作用于人体后对其结构、功能等产生的损害作用，与现代药学毒性的概念较为类似。有毒的药物治疗剂量与中毒剂量比较接近或相当，因而治疗时用药安全窗小，使用不当易引起中毒反应。例如斑蝥性热味辛、有大毒，对治疗恶疮顽癣有明显效果，但须慎用，必须严格掌握剂量，临床报道 0.02g 即有中毒，2g 即有致死。故对本身具有毒性的中药，临床中应谨慎使用。毒性药材包括原卫生部列入毒剧药管理的 28 种中药（如川乌、草乌、半夏生品等）；2015 年版《中国药典》一部记载的 83 种有毒中药（包括大毒中药 10 种，有毒中药 42 种以及小毒中药 31 种）；其他法定标准中记载的有毒中药（如雷公藤、丽江山慈菇等）；近年来研究现具有明确毒性的中药（如含马兜铃酸中药等）；具有潜在毒性的中药，指一些原本认为是无毒性的中药，在临床实践不断应用或药物深入研究的过程中，因出现了新的不良反应或毒性反应，而被认为具有一定毒性的中药，如何首乌。相对地，无毒的药物偏性小而平和，其治疗剂量与中毒剂量差距较大，安全窗较大。

正确对待中药的毒性，是临床安全用药的保证。值得注意的是，古代典籍中记录的有关中药毒性的认识基本上是靠人体尝试或者经验传承获得的，至今仍有重要的指导作用。但由于历史条件和医生认识的局限，也出现了不少缺漏和错误之处，如《神农本草经》认为丹砂无毒，且列于上品药之首；《本草纲目》认为马钱子无毒等，说明对待药物毒性的认识，随着临床经验的积累，科学的发展，是一个不断修改、逐步认识、逐步完善的过程。我们应当借鉴前人用药经验，亦应借鉴现代药理毒理学研究，还应重视临床报道，以便更全面地认识中药的毒性。

（二）中药使用不当

1. 应用不合理　中药是在中医学理论的指导下用于防病治病的药物。使用中药治疗疾病，应因人、因时、因地、因病（证）而异，既要辨证施治，又要掌握药物的适应证和禁忌证，方能达到治疗疾病的目的。如果应用不当，不但会延误病情，还可能造成不可挽回的后果。如《伤寒论》中记述的以"淋家""疮家""衄家""亡血家""汗家"为代表的气血阴阳虚衰患者，如单用麻黄汤等大剂辛温发汗方药，则会出现汗出过多，损伤阳气阴津的不良反应，如"便血""痉"（筋脉拘急）、"额上陷脉急紧，直视不能眴，不得眠""寒慄而振""恍惚心乱"等表现。

2. 药材基原复杂　中药具有品种繁多、基原复杂、同名异物或同物异名等特点，其中一些中药的来源有数种甚至十余种。药材基原不同，其所含有效成分及有毒成分含量和比例也会各不相同。比如一味木通来源于毛茛科川木通、木通科木通以及马兜铃科关木通，其中关木通为马兜铃科植物东北马兜铃 *Aristolochia manshuriensis* 的干燥藤茎，曾作为常用中药在临床中使用，由于药源充足，在药材市场中关木通占据了巨大份额，加上1963版《中国药典》将其收录其中，故一段时期内关木通成为主流的药用基原。然而关木通所含马兜铃酸可导致急性肾小管上皮细胞坏死。而木通科木通没有该毒性。目前，关木通已经被禁止使用，2005年版《中国药典》将收载的龙胆泻肝丸组方中的关木通更换为木通科木通。

3. 药用部位复杂　植物药的药用部位主要有根、茎、叶、花、果实、种子或全草。现代研究显示，不同药用部位化学成分种类、比例及含量并不相同，甚至相去甚远，其产生的药理作用和毒性反应也各有不同。例如2005版之前的《中国药典》中，细辛的药用部位为干燥全草，而研究表明，细辛为马兜铃科植物，其中的马兜铃酸主要存在于植株地上部分，由于马兜铃酸引起的药物安全问题已受到重视和关注，故2005年版《中国药典》对其药用部位进行修订，规定根茎作为其药用部位。

4. 药物用量与周期不当　药物在治疗某种疾病及证型时，均有一定剂量范围，若剂量过小，产生不了治疗作用；而剂量过大，超出了合理范围，人体不能承受，则发生毒副反应。有研究表明，随着何首乌醇提取物剂量的增大，其肝毒性增强，并引起多个脏器（肝脏、肾脏和肺脏）病理改变。再如对附子量－毒关系研究表明，附子对小鼠心脏的毒性呈现明显的剂量依赖性。另外，某些药物在治疗过程中超期服用，患者的病情发生变化，剂量却未随之改变，也容易发生不良事件，甚至产生积蓄中毒。例如有报道称长期服用大黄引起肠道黏膜病理性改变造成的结肠黑变病，进而可发展为结肠癌。

5. 药品煎煮、炮制不当　药品煎煮、炮制不当也会使药物发生不良事件的概率上升。如附子是温经止痛、温肾散寒、回阳救逆的要药，但其中含有双酯生物碱，可能造成心脏毒性。经炮制后，可降低其毒性，减轻副作用，在临床使用中亦可通过先煎、久煎破坏双酯生物碱。若炮制或煎煮不当，可能会发生毒性反应。

（三）中药质量

在中药材生产加工、贮存、销售等过程中，因为误采误种、采收加工不当、炮制不规范、贮存条件不达标、为了获利人为掺假等因素，也影响了中药材的质量，并最终影响其疗效和安全性，如在药材种植中滥用生长调节剂、产地加工中过量熏硫，严重影响药材质量和安全性，也损坏了中药材的国际声誉。此外，中药材在采收、干燥、储藏、运输等环节也较易受到微生物的严重污染而影响其质量和安全性。

此外，用药时未考虑到患者个体差异，如老年、孕妇、过敏体质及违反了服药期间的饮食禁忌等也可导致药物的不良事件发生。

二、常见中药安全性事件

按照联合国世界卫生组织（world health organization，WHO）国际药物监测合作中心的规定，药物不良反应（adverse drug reaction，ADR）是指正常剂量的药物用于预防、诊断、治疗疾病或调节生理机能时出现的任何有害且与用药目的无关的反应。该定义排除有意的或意外的过量用药及用药不当引起的反应。我国《药品不良反应报告和监测管理办法》（2011 年）将药品不良反应定义为"合格药品在正常用法用量下出现的与用药目的无关的或意外的有害反应"。两个定义明确限定"合格药品"（排除了假药、劣药或其他质量不合格药品）、"正常用法用量"（排除了错误用药、超剂量用药）等因素。此外，另外一个概念药物不良事件（adverse drug event，ADE）是指药物治疗期间所发生的任何不利的医疗事件，与药物使用不一定具有因果关系。

中药不良反应是指在中医药理论指导下，中药用于预防、诊断、治疗疾病或调节生理机能时出现的与用药目的不符，且给患者带来不适或痛苦的有害反应，主要是指合格中药在正常用法用量下出现的与用药目的无关的有害反应。但中药不良反应的概念界定仍不十分明确。一是由于中药材品种复杂，存在同名异物、同物异名；二是炮制工艺复杂，炮制不当或生品炮制品混用；三是同一种中药因产地、种植、生长期、采收时间、药用部位、运输贮存、炮制方法的不同而质量相差很大；四是中医诊疗疾病讲究辨证论治，用药因人因地因时而异，随症加减，经常会有同病异治、异病同治的情况，且中医用药个人经验对处方的影响较大，即使面对同一患者，不同的医生辨证施治、处方用药，包括用药剂量都可能会有极大差别，因此在进行中药不良反应因果关系评价时，很难判定是否为合理用药。因此平时所说的中药不良反应很大一部分属于 ADE 范畴。本书讨论的与剂量相关的安全性问题亦属 ADE 范畴，但其内涵可参照药物不良反应。

参照西药不良反应的分类，中药不良反应一般可分为 A 型反应（量变型异常）和B 型反应（质变型异常）。A 型反应是与剂量相关的不良反应，是药物已知药理、毒理导致的临床反应和表现，常是药物固有作用增强或持续发展的结果，可以预测及预防，但发生率高，重现率高，死亡率低。B 型反应与常规的药理作用和剂量无关，与药物和患者的异常性有关，因此难以预测，发生率低而死亡率高。

A 型反应包括副作用、毒性反应、后遗效应、首剂效应、继发反应和停药综合征等。

（一）副作用

在应用治疗剂量药物时出现的与治疗目的无关的作用。可能给患者带来不舒适甚至痛苦，一般都较轻微，多为一过性、可逆性功能变化，伴随治疗作用同时出现。产生副作用的原因是药物作用的选择性低，作用范围广，当其中某一作用作为治疗目的时，其他作用就可能成为副作用。如麻黄当使用其止咳平喘作用时，麻黄兴奋中枢神经系统，引起失眠、心律失常即为副作用。

（二）毒性反应

由于用药剂量过大、用药时间过长，或患者的个体差异、病理状态或合用其他药物引起敏感性增加，在治疗量时造成某种功能或器质性损害。一般是药理作用的增强。毒性反应后果严重，甚至会危及生命。

1. 神经精神系统损害为主的毒性反应　药物既可波及中枢神经，也可侵犯周围神经，可致神经损害，亦可有精神病样发作。药物毒性损伤神经，引起头晕、头痛、感觉异常（口唇、面部或指端麻木、疼痛及其他异样感觉）、情绪激动、烦躁、兴奋、瞻妄、幻觉、记忆障碍、抽搐、惊厥、发热或过热、瞳孔扩大、瞳孔缩小、语言障碍、嗜睡、昏睡、意识模糊、昏迷等。如附子中毒可致舌尖、肢体麻木，有蚁行感，头晕、视力模糊等。

2. 胃肠道损害为主的毒性反应　就药物而言，既有药物对消化器官的直接作用，也有通过影响机体神经、内分泌而产生的间接作用；就机体而言，既可能有原有疾病尤其是消化系统病变的基础，也可能是消化系统对药物产生的适应性反应，或功能的失调和组织的损害。主要表现有恶心、呕吐、食欲减退、厌食、嗳气、泛酸、胃灼热、吞咽困难、呕血、便血、便秘、腹泻等。如服白头翁、山豆根、大黄、鹅不食草等可致上述消化道不适症状。

3. 肝脏损害为主的毒性反应　肝脏是药物代谢的主要器官，大多数药物在肝内经过生物转化作用而被清除。有些药物本身或其代谢产物，可对肝脏造成损害，导致药源性肝病。中药药源性肝病发病快慢不一，潜伏期可长可短，急性药源性肝病可于用药后迅速发生，以急性肝炎为主，临床表现有发热、食欲减退、厌油腻、乏力、黄疸、肝脏肿大、右上腹部疼痛并有压痛、皮肤瘙痒，实验室检查见肝酶升高；而慢性药源性肝病可于用药后1年以上或更长时间发生，可发展为肝功能衰竭。雷公藤、川楝子、何首乌、小柴胡汤曾有导致药物性肝损害的报道。

4. 呼吸系统损害为主的毒性反应　药物刺激上呼吸道黏膜，引起炎症反应，引起支气管平滑肌痉挛，甚至抑制呼吸中枢。临床表现有咳嗽、咳痰、咯血和呼吸困难。如天花粉、瓜蒂、山豆根等引起上呼吸道炎症，日本曾报道几十例由小柴胡汤引起的间质性肺炎，过量使用罂粟壳引起的呼吸衰竭。

5. 循环系统损害为主的毒性反应　药物的不良反应可诱发和加重各种心血管病变，导致心律失常，抑制心功能，引起心肌病变，加重心肌缺血、血压变化等。据报道乌头类（附片、草乌、川乌、雪上一枝蒿等）的中毒反应可致心慌、心律失常、心动过缓、血压下降等；有报道称五味子煎服致窦性心动过速，伴室性早搏。

6. 泌尿系统损害为主的毒性反应　药物致泌尿系统的损害主要表现在对肾脏的损害，由于肾血流量丰富，循环血药浓度高，且肾脏是药物排泄的主要途径，药物的代谢产物以及部分药物原型主要通过肾脏排出体外，另外肾小管的排泄和重吸收作用使药物及其代谢产物浓度极高。临床常见的易引起肾损害的药物有雷公藤、关木通、草乌等。

7. 致皮肤、黏膜损害为主的毒性反应　机制大致分为过敏和非过敏两大类。临床表现有瘙痒、斑丘疹、水脓疱、溃疡、鳞屑、风团、结节等。近年来文献报道致皮肤黏膜不良反应的药品日益增加。例如长期应用雄黄，可引起皮肤过度角化；内服补骨脂发生光敏性皮肤反应等。

8. 血液系统损害为主的毒性反应　中药所含化学成分、中药质量以及中药使用的合理性均是产生中药药源性血液系统不良反应的因素。如皂荚在消化道不容易被吸收，当大量使用时，对胃肠黏膜有强烈的刺激，并通过损伤的黏膜吸收引起溶血。大黄的主要成分鞣质与铁结合成不溶性复合物妨碍铁的吸收，造成缺铁性贫血。

9. 生殖系统损害为主的毒性反应　中药可能通过影响神经内分泌系统调节功能引起生殖系统毒性反应，如西洋参、丹参可引起月经不调；甘草可致非哺乳期妇女泌乳，女童乳腺发育。也可能直接作用于生殖器，影响生殖器功能，如雷公藤使子宫内膜消退、变性、萎缩，造成闭经、不孕。

（三）后遗效应

停药后血药浓度已降至阈浓度以下时残存的药理效应。有的后遗效应时间较短，如应用大黄停药后可能发生便秘，而有些后遗效应时间较长，如长期大量服用甘草，停药后仍持续存在假性醛固酮增多症。

（四）首剂效应

一些患者在初服某种药物时，由于机体对药物作用尚未适应而引起不可耐受的强烈反应。如首次服用大黄、番泻叶发生的剧烈腹泻。

（五）继发反应

继发反应指由于药物治疗作用引起的不良后果，又称治疗矛盾，不是药物本身的效应，而是药物主要作用的间接结果。如大黄、番泻叶等泻药用药后可能使肠道菌群紊乱。

（六）停药综合征

一些药物在长期应用后，机体对这些药物产生了适应性，若突然停药或减量过快易使机体的调节功能失调而发生功能紊乱，导致病情或临床症状上的一系列反跳回升现象和疾病加重等。

（七）耐受性、依赖性、成瘾性

有些药物长期连续应用，可能会产生耐受性，表现为患者对药物的敏感性降低。对药物的需要量增加，必须加大剂量才能达到原有疗效。如应用酸枣仁治疗失眠，连续用药一段时间后，药物的催眠作用可能逐渐降低。反复（周期性或连续性）用药所引起的人体心理上或生理上或两者兼有的对药物的依赖状态，表现出一种强迫性的要连续或定期用药的行为和其他反应。有些还会产生成瘾性，如罂粟壳及其种子。

B 型不良反应又可分为药物异常性和患者异常性两种，前者包括药物有效成分、分解产物，以及药物的添加剂、增溶剂、着色剂等所引起的异常作用；后者主要与患者的特异性遗传素质相关。药物过敏反应、致癌和致畸作用也属 B 型不良反应。

与用药剂量相关的不良事件可参照 A 型反应的分类。主要包括副作用和毒性反应两种，以及少量后遗效应、首剂效应、继发反应、停药综合征、致癌作用、致畸作用等。中药副作用多与四气五味，即药物的偏性相关，如寒凉伤阳、温燥伤阴以及辛散耗气、甘温壅中等。毒性作用则大多由于药物含有毒性成分。这些不良事件在规定用量下亦可发生，剂量越大发生率越高，程度越严重。变态反应一般与用药剂量无关或关系甚少，治疗量或极小量都可发生，故不在此讨论范围。

值得提出的是，我们应区别中药排病反应与不良事件。所谓排病反应是药物进入体内，推动正气与病邪斗争，欲将病邪排出体外的过程。自古既有"若药弗瞑眩，厥疾不瘳"的说法，《伤寒论》中也有"汗出愈"，"衄乃解"，"若小便自利者，不能发黄，至七、八日，虽暴烦，下利日十余行，必自止"的论述，叙述了表现为出汗、鼻衄、泄泻的"排病反应"。火神派代表人物郑钦安亦认为，服药后常有"药与病相攻"，属于正常的药物反应。如"初服辛温，有胸中烦躁者，有昏死一二时者，有鼻血出者，有满口起疱者，有喉干喉痛、目赤者，此是阳药运行，阴邪化去，从上窍而出也"。不良事件后，身体衰弱，病情加重；而排病反应大多为一过性，反应消失之后病情向愈。中药不良事件与排病反应容易混淆，目前仍靠有经验的中医师根据患者的具体临床表现来加以鉴别。

三、中药安全性研究及评价现状

近 30 年来，中药安全性受到相关部门以及中医药科研人员的高度重视，取得了长足的进步。

（一）非临床中药安全性评价

药物非临床研究质量管理规范（Good Laboratory Practice，GLP）是药物进行临床前研究必须遵循的基本准则。我国药物安全性评价工作在 GLP 实施过程中经历了初建、发展和完善等阶段，目前我国不少 GLP 中心的药物安全性评价工作达到或接近国际水平，获得美国、欧盟药监部门的认可。国家层面制定了 GLP 相关法案，使建设和管理者有规可循。药监部门先后认证了几十个 GLP 中心或实验室，其中包括若干个能够进行中药安全性评价的 GLP 中心或实验室。

（二）加强中药安全性监测

我国已形成较为完备的药品不良反应监测体系，包括国家药品不良反应监测中心，及各省药品不良反应监测中心，并将此监控网络继续向下延伸，建立了市、区县级监控中心，各级医疗机构、药品生产、经营企业均需要建立药品不良反应监测组织。

据《药品不良反应报告和监测管理办法》，要求药品生产企业（包括进口药品的境外制药厂商）、药品经营企业、医疗机构应当按照规定报告所发现的药品不良反应。国家鼓励有关单位和个人报告药品不良反应。对于个例药品不良反应，获知或者发现药品不良反应后应当详细记录、分析和处理，填写《药品不良反应 / 事件报告表》并报告。发现或者获知新的、严重的药品不良反应应当在 15 日内报告，其中死亡病例须立即报告；其他药品不良反应应当在 30 日内报告。有随访信息的，应当及时报告。

1. 自愿报告系统 自愿性报告系统分为正式和非正式自愿报告两种形式。前者是药品使用者、生产者和经营者，尤其是卫生专业人员，在医疗实践中对药品引起的 ADR 事件自愿以书面形式报告给有关专业机构。国家或地区设有专门的不良反应登记处，成立有关不良反应的专门委员会或监测中心，以收集、整理分析自发报告的不良反应资料，并负责反馈。非正式自愿呈报无正式登记处，也不设监测中心等组织，大多由医生发现可疑的药物不良反应后向医药商或医药期刊投稿。

2. 处方事件监测 要求医师在一定时间，对使用某药的病例所发生的情况不间断地随访较长时间。

3. 重点医院监测 指定有条件的医院，在一定时间、一定范围内对所发生的不良反应及药物利用详细记录，报告药品的不良反应。

4. 重点药物监测 是指在一定时间、一定范围内对某一药品进行不良反应监测。

随着药品不良反应监测体系不断完善以及公众对药品不良反应监测意识的提高，有关中药不良反应（事件）上报数量也在增多。这是社会发展进步的表现。这些数据为中药安全性研究提供了大量可靠的依据。

总而言之，中药的安全性问题是客观存在的，但也是可以被认知、控制和驾驭的，中药能够被安全、有效地在临床中正确使用。我们要在科学评价中药安全性给我们带来损害的同时，采取必要的技术、方法和手段控制和早期发现、预防毒性的发生，做好中药毒性风险 – 效益评估，趋利避害，做到科学、合理应用有毒中药。

第二节　超量使用中药的现状及安全性研究

超量使用中药指中药的处方剂量超过该药的公认或法定剂量的上限。收载于《中国药典》的中药，其权威规定剂量以《中国药典》为依据；未收载于《中国药典》的中药，其权威规定剂量以行业规划教材《中药学》或《中药大辞典》为依据。超量使用中药在临床中并不鲜见，例如茯苓在《中国药典》中规定用量为 10 ~ 15g，而临床面对重度水肿患者用至 30g 甚至 60g 者常有；再如《中国药典》中规定白术的用量为 6 ~ 12g，而生白术在用于治疗便秘需用至 30 ~ 60g 方能取效。在通常情况下超量使用中药，若辨病辨证准确，患者并无明显不良反应，且能收获很好的临床疗效。但面对临床中超量使用频见的情况，我们有必要对其原因、不良事件及研究对策进行回顾及思考。

一、超量使用中药的原因

（一）疑难危重病情所需

"乱世用重典，重剂起沉疴"，面对疑难危重证，历代名家医案中不乏大胆超量使用中药而获力挽狂澜之功的记载。如张锡纯一日之内用生石膏六两治疗 7 岁长子的阳明经大热之症、吴佩衡用 400g 附子治疗伤寒阴盛格阳重症、邓铁涛用 120g 黄芪治疗重症肌无力等。但应注意重剂是在临床医生准确诊断，对药物有清晰认识的情况下使用，并应注意加强用药监护，中病即止。

（二）因人、因时、因地制宜

患者有个体差异，对中药的敏感性及反应性不同，相同的病证，可能施以不同的剂量才能起效。比如同样是用麻黄发汗治疗外感，腠理疏松、体质虚弱之人用 3g 足矣，腠理致密、体质壮实之人需用 10g 甚至更多始得汗。地理、气候的影响亦然。

（三）中药材质量下降

中药材品种、产地、采集季节、炮制因素等对中药药效的发挥以及中药的安全性有很大影响。自古以来医家重视道地药材，因其"得气独厚"，但随着饮片需求量的大幅增加，现今已无法保证道地药材的来源。且在利益驱使下，某些药材种植时间短，提前采摘，甚者掺伪掺假，如全虫腹中掺砂土、银花中揉进了玉米面等现象，使临床疗效下降。再次，炮制不规范、偷工减料也使药材质量不过关。以上种种原因造成临床药材用量有增大的趋势。如果使用的是伪劣药品，加大剂量不仅无益，反而有害。

（四）煎煮质量的下降

无论是传统的煎药方法还是现代机器煎药，如果不按照药材特性进行煎煮，煎煮方法不当，可能达不到治疗目的。此时如果再盲目加大剂量，也难取得满意效果，并导致煎药效率降低，资源浪费。

（五）人为因素

长期以来，人们一直认为中药是安全、有效、无毒的。有些中药药品广告也片面或夸大宣传疗效，而对其毒副作用及可能发生的不良反应避而不提或避重就轻。正是由于人们对中药安全性问题存在片面认识，中药的毒副作用往往容易被忽视，在中药"有病治病、无病健身"的观念误导下，长期、过量或者不恰当使用中药情况时有发生，必然会引发中药安全性问题。

二、常见超量用药分类

（一）无毒药大量使用

人参，"百草之王"，古代及现代本草均认为其无毒。但大剂量人参，可能导致高血压、低血钾、神经过敏、失眠、烦躁、皮疹、瘙痒、儿童性早熟等"人参中毒综合征"。曾有报道一青年男患者为进补，取红参 40g 煎汁分 2 次服用之后呕吐，随即抽搐、神昏、大小便失禁、发热，双侧瞳孔不等大，次日因急性左心衰竭、肺水肿挽救无效死亡。再如一患者一日内取 80g 生晒参煎汤，汤渣尽服后出现头晕、冷汗、双眼复视伴有小便及肛门灼热、腹胀、恶心等。再如甘草，性味平和，中药处方中多用以调和诸药。

但长期服用或短期大量服用甘草可能出现水肿、高血压、低血钾、四肢无力、头晕头痛等。甘则壅滞，易生痰湿，老年患者及贫血病患者用甘草，最易产生水肿，尤其是贫血病，每日用甘草 10g 以上，连续 4 ～ 5 天可能发生水肿。

以上药味不仅无毒，且药性平和，尚有诸多不良事件发生。其他偏性明显的药味就更难以避免了。例如黄芪性温，临床上用其补气升提并不鲜见。但大剂量黄芪可致高血压、剧烈肢痛、失眠等。其他如超量使用茯苓导致腹绞痛，过量服用肉桂可致血尿，误服大剂量栀子煎液致昏迷等等，无不表明，即便属于《中国药典》界定的无毒中药，若超量或过长应用，也会发生不良事件。

（二）超量使用有（小）毒药

细辛有小毒，自古就有"用量不过钱"之说，特别是单用时，不良事件发生率高。如一患者不慎误服细辛约 6g 后出现头痛、烦躁不安、面色潮红，并呕吐胃内容物。一患者服用含 12g 山豆根的汤剂后即出现胸闷、心悸、气短、恶心、呕吐，继之出现呼吸困难，意识模糊。用含有 15g 苦杏仁的中药煎剂灌肠，患者自述心中难受、恶心、呕吐，继而昏倒，出现口唇及四肢发绀、呼吸困难、视物不清等氢氰酸中毒症状。

（三）剧毒药物的超量使用

含有乌头碱的川草乌、含砷的雄黄、含斑蝥素的斑蝥、含雷公藤生物碱的雷公藤等的不良事件屡见不鲜，甚至引起死亡，已引起高度重视。对于剧毒药物，医师多在规定剂量内使用。临床用量虽偶有超过《中国药典》规定范围，如附子等，可采用久煎法去毒，以保证用药安全而有效。

三、方药用量安全性研究方法

参照现代毒理学研究方法对中药进行用量安全性评价已有一套较为成熟的体系。一般采用哺乳类动物进行整体体内实验，常用的有啮齿类（大小鼠）或非啮齿类（犬等）。在严格控制的实验条件下，给予动物中药提取物，观察动物的功能或形态变化，毒性指标主要集中在生化指标及组织形态学的改变，例如急性毒性实验、长期毒性实验、致癌性、生殖和发育毒性、遗传毒性等等。其中，半数致死量（LD_{50}）表示药物引起受试实验动物半数死亡的剂量，是表征急性毒性最常用的指标，与药物毒性成负相关。至今已有一部分中药在此体系下进行了毒理学研究，但仍有很多中药的毒性成分、毒性靶器官、安全剂量范围、有效剂量与最小有毒剂量的安全窗、量 – 毒关系等并不完全明确。

这套毒理研究方法尽管设计严格、结果精确，但中药具有成分多样性、化学组成差异性、复方配伍复杂性及临床用药辨证施治特殊性等特点，完全套用此方法不能很好地表征中药的安全性。

方与药的不良事件并不遵循简单的加和法则。若单药会引发不良事件，含其的复方不一定会引起相同的不良事件，即所谓"方之既成，能使药各全其性，亦能使药各失其性"，复方的毒性亦可增强或消失。反之，无毒的药味若经不合理配伍，也可能出现毒副作用。此即中药配伍中的"相杀""相畏"与"相反"。中药复方与成分单一的化学药相比，具有成分复杂的特点——一个 4 ~ 5 味中药组成的复方可能有上百种化学成分，在煎煮炮制过程中还可能产生新成分。结合中药配伍的减毒作用及机理的确证，可以推测以单药的效 – 毒分界点作为其在复方中的最大使用量是不尽合理的。再者，由于毒理学实验动物均为正常动物，健康人群和患者对药物的反应性及耐受性必然不尽相同，所以用正常动物研究安全性检测可能与临床实际有一定差距。并且实验中药物中毒剂量为人常用剂量的几十几百倍，甚至上千倍，这是某些药物在动物实验中出现的毒性但并未见临床报道的原因。

针对上述问题，中医药科研工作者们尝试引进新的科学技术来研究阐释中药安全性，如药物流行病学、系统生物学、网络毒理学、数据挖掘等理论、方法和技术。

（一）药物流行病学

药物流行病学以人群为研究对象，应用流行病学方法，有计划地研究药物在其暴露人群中的安全性与有效性及其流行规律和影响因素，并据此制定出指导临床安全用药的措施与对策。它作为一门侧重于研究药物在人群中的应用效应尤其是不良反应的学科，在研究中药安全性上，有广阔的应用价值。目前最常用的药物流行病学的方法有：

1. 描述性研究 如病例报告、现况调查等。病例报告是对某个药物引起 ADE 的调查评价。这种方法是取得第一手病例资料最常用的方法之一，也是药物流行病学中最基础的工作。但 ADE 的报道率与实际发生率相比较少。尤其是中医中药，一方面由于中药复方的复杂性以及研究文献的欠缺，临床医师难以明确导致 ADE 的是单药还是复方，另一方面由于人群普遍认为中药相对于西药毒副作用小，不良事件易被忽略，导致上报率低。

现况调查又称横断面研究或横断面调查。它研究在特定的时间内，即在某一时点或短时间内，某人群暴露于药物后发生 ADE 的分布状态。其特点是利用大样本的优势并根据事件发生的频率提示某种可能性，为进一步研究奠定基础。

2. 分析性研究 包括病例对照研究和队列研究。病例对照研究是最常用的方法。对比产生 ADE 与未产生 ADE 的两组人群过去使用某药的比例，分析该 ADE 的发生是否与使用该药有关。病例对照研究的优点包括，①属回顾性研究，病例较易获取，所需人力、物力较少，获得结果较快；②常为罕见 ADE 研究的唯一可行方法。主要缺点包括：易出现回忆偏倚；因素考虑可能不完全，选择对象时易出现选择性偏倚等。

队列研究较之病例对照研究可更直接、更有力地判断疾病病因假设和确定疾病的危险因素。选定用药和不用药人群，在一定时间内随访观察，比较两组人群 ADE 的发生率或某种结局，从而检验药物与 ADE 之间的因果关系。包括前瞻性队列研究、历史性队列研究以及双向性队列研究。队列研究的优点是在 ADE 结局之前确定用药与非用药组，减少偏倚发生，研究可信度高，并可获得与药品相关事件的发生率；局限性是前瞻性队列研究对人力、物力、时间需求高，且涉及伦理问题等。

3. 试验性研究 如随机对照研究等。试验性研究需要人为控制干扰因素，需设立对照组，研究对象的分组是随机的，其设计严格，能排除外部因素的干扰作用，检验效应强于队列研究。临床试验的优点包括偏倚少、重复性好、结果可靠，可获得一种干预与多种结局的关系；缺点是实验设计和实施条件要求高，时间、人力、物力成本高，且涉及伦理问题等。

值得注意的是，事件的发生率较低或研究目的是评价事件的各种影响因素时，不宜采用前瞻性研究；而当要观察的对象暴露率低或者要研究几个事件或结果时不宜采用回顾性研究。

（二）系统生物学技术

系统生物学是研究"一个生物系统中所有组成成分（基因、mRNA、蛋白质、代谢物等）的构成，以及在特定条件，如遗传、环境因素变化时，分析这些组分间相互关系的学科"。系统生物学以整合多系统多层面的生物学信息为手段，是生命复杂体系研究目前比较公认的思维方式和研究手段。面对中药这种复杂系统，如果仅依照传统方法甚至规范的毒性评价方法去研究，很难得出正确的量－毒－效关系。将系统生物学引入中药安全性研究，针对中药进入机体的代谢以及机体多个层面的应答进行安全性考察，得出规律性的信息，从而全面、真正地揭示中药毒性作用的机制。

其中，代谢组学作为系统生物学的一个重要组成部分，致力于研究生物体系（细胞、组织或生物体）受外部刺激（或扰动）后所产生的所有代谢物（代谢组）种类、数量及变化规律的一门科学。运用代谢组学进行药物毒性研究，如探索中药毒性作用的靶器官、中毒剂量、作用机制、生物标志物以及毒性物质基础，目前已成为研究的热点。

（三）网络毒理学

网络毒理学是指通过构建网络模型来描述研究对象的毒理学性质，通过对所建立网络模型因果关系的分析，认识药物对机体的毒副作用并探讨其毒性机制等。首先从现有文献及数据库中，抽提与所研究药物或 ADE 相关的化学成分、基因、蛋白质等靶点，其次构建靶点与药物相互作用的网络模型，最后在此基础上推测各要素间的相互关系，从而探索药物的毒理学性质以及相关致毒机制等。通过网络毒理学，寻找单味中药或方剂中的潜在致毒成分、阐述有毒中药或方剂的致毒机制、诠释中药配伍禁忌理论科学内涵等。

（四）数据挖掘

数据挖掘是一种借助计算机技术和信息技术的发现、推理和思维过程，可实现将数据提升为有价值的知识，是分析大量非量化非线性数据的有力工具。数据挖掘较为成熟的算法包括贝叶斯算法、关联规则、决策树、遗传算法、神经网络法、分类及聚类、预测模型法等。数据挖掘可应用于任何类型的信息储存库以及瞬态数据，在不同的层次上发掘知识规则。当前，数据挖掘技术已逐步成为药物 ADE/ADR 报告分析与评价的主要方法之一。目前，国内已有相关中药不良反应数据库，也进行了一部分数据挖掘研究。

在数据库的基础上进一步可探求中药不良反应的诸多方面。

第三节　中药安全性应对策略

一、合理配伍，佐制毒性

中药的配伍是指按照病情需要以及药性功能特点，有选择地将两种或两种以上中药配合在一起应用。配伍的主要目的包括：第一是增效，就是增强药物的作用，提高临床疗效。单味药的作用是有限的，在一定范围内，可以通过单味药用量增强药物的作用，但是不能无限地增加用量，一旦用量超过安全范围，就容易产生毒副反应。前人在临床中把功用相同或相近的药物组合在一起应用，药物作用明显增强，而且可以避免因为某一味药用量过大而产生毒副反应，例如麻黄可以发汗解表，桂枝也能发汗解表，如果分别用这两味药治疗风寒感冒，用量加大都容易引起不良反应。如果将这两味药配伍应用，发散风寒作用明显增强，同时避免了用药剂量偏大而引起的毒副反应。第二个目的是减毒，即降低毒副反应。中药当中一部分安全性不高的药物，在常用剂量下都可能会导致毒副反应，这些有毒药物通过配伍，利用另一味药制约其毒性，在相同用量情况下可以使毒副反应变小，甚至不产生毒副反应，同样能够提高用药的安全性。

历代医家都十分重视中药的配伍，并把药与药之间的配伍关系归纳为中药的"七情"，包括单行、相须、相使、相畏、相杀、相恶、相反七个方面，其中与用药安全性直接相关的配伍关系包括相畏、相杀和相反。相畏是针对有毒药物而言，是指一种药物的毒性或副作用，能够被另一种药物减轻或消除。例如生姜畏半夏，生半夏可"戟人咽喉"，令人咽痛喑哑，用生姜炮制成姜半夏或配伍生姜合用，能够显著降低半夏的毒性；熟地畏砂仁，砂仁可以减轻熟地滋腻碍胃，影响消化的副作用。相杀是指一种药物能够降低或消除另一种药物的毒性或副作用。如上述生姜和半夏就可以叫作生姜杀半夏之毒。相反是两种药物合用能产生或增强毒性或副作用，是配伍用药的禁忌。

中药的配伍应用是中医用药的主要形式，在辨证审机、确立治法的基础上，通过选择药物、确定剂量、规定适宜剂型及用法等一系列过程，最终形成处方。因此，深入研究中药的配伍关系，对提高药物疗效、降低毒副作用、适应复杂病情以及指导临床用药有着重要意义。

二、随证施量，关注"量－效－毒关系"

组方中药物的剂量与临床效果及用药安全性密切相关。一般而言，急重症期药物用量可以偏大，取"效大于毒"之意；慢性疾病的调理药物用量宜小，注重效的同时兼顾用药安全性。李东垣言："汤者荡也，去大病用之"，"丸者缓也，舒缓而治之"。急、危、重证等情况，先以汤剂大剂量峻急猛攻，直挫病势，待病势缓解，控制病情后改小剂量汤剂或丸药以稳定病情。应用大剂量时需注意的是中病即止（或减），需要根据患者症状的改变及时调整用药，控制用药与病势等量相衡。"随证施量"反映的是医生以追求最佳疗效为目的，视病情而调整用量的规律及策略。临床治疗疾病过程中应在"以症为靶、以证为基、以病为参"的基础上，按照疾病的不同时段，根据患者的年龄和体质，随证施量，把握剂量在临床应用的时机和范围，并密切关注量、效、毒之间的平衡，在保证安全性的前提下，随证施量，以达到最佳临床疗效。

三、重视药物的炮制、煎煮及服用方法

中药炮制是根据药物自身性质以及处方、制剂的不同需求，在药物应用前或制成制剂前必要的加工处理过程。中药经适当的炮制可降低或消除药物的毒性和副作用，也可提高药物疗效，在最大程度上符合临床用药目的。如果炮制不规范或应炮制而未炮制的药物直接入药，则容易引起不良反应。例如附子、乌头、半夏等，经炮制后可降低毒性，否则就极易发生中毒反应。炮制后乌头中的成分——乌头碱水解成乌头原碱，其毒性是乌头碱的 1/2000，即达到了降低毒性的目的。

正确地煎煮中药，能使药物有效成分溶出以充分发挥疗效，同时还能使药物的毒副作用降低。煎法、火候、煎煮时间等均会影响药物疗效，例如川乌、草乌、附子用至 15g 则须先煎 4 小时，用至 30g 则须先煎 8 小时左右，且口尝至不麻；山豆根煎煮时间越长，副作用反而越大；旋覆花对咽喉有刺激作用，必须包煎等等。

医圣张仲景之方虽药味单薄却能力挽沉疴，并流传亘古，除组方精简，配伍严谨外，药量之大是其屡起沉疴的关键。其用药虽大刀阔斧，但对药物煎服方法极其重视，几乎每首方后都详细注明煎煮方法、服药方式或药后反应，如大青龙汤药后汗出多者，温粉扑之。可见张仲景早已关注机体对药物作用可能产生的各种反应，亦是力求将不良事件降至最低。临床中对一些有毒性药物的服用方法亦可采用少量频饮、小量试服的方法，一可观察药证是否相合，有无剧烈反应；二可通过频频饮服，累积用药剂量，保证血药浓度。例如大乌头汤与白蜜同服；桂枝汤方后讲"若一服汗出病差，停后服"，"又不汗，后服小促其间"等。

四、注重个体化诊疗

个体化诊疗是基于以人为本、因人制宜的思想，充分注重个体差异性，进行个体化医疗设计，采取优化的、有针对性的干预治疗措施，使之更具有效性与安全性。个体化诊疗也正是中医的优势所在，临床实践过程中，根据患者整体情况进行辨证论治，准确地将中药的偏性用于纠正疾病的偏性，则会显著减少不良事件等情况发生。

个体化诊疗思想强调的是辨证施治的个性化，例如糖尿病患者之间就存在较明显的个体差异，例如肥胖型还是消瘦型、糖尿病期还是并发症期、病情在何阶段、辨证分型等等。不同的患者对药物反应性也不同，根据患者不同证候，应选用不同的方药、不同的剂量进行有针对性的治疗。因此，合理运用中医特色的个体化治疗是提高中医疗效、保证中药安全性的重要手段。

参考文献

［1］赵军宁，杨明，陈易新，等.中药毒性理论在我国的形成与创新发展［J］.中国中药杂志，2010，35（07）：922-927.

［2］彭莉，张林，李品，等.潜在毒性中药探讨［J］.中国实验方剂学杂志，2017（2）：227-234.

［3］王永炎，吕爱平，谢雁鸣.中药上市后临床在评价关键技术［M］.北京：人民卫生出版社，2011.

［4］叶祖光，张广平.中药安全性评价的发展、现状及其对策［J］.中国实验方剂学杂志，2014，20（16）：1-6.

［5］赵林华，焦拥政，赵锡艳，等.以糖尿病为例的中药安全性应用的思考［J］.中医杂志，2011，52（22）：1900-1902.

［6］韦姗姗，焦拥政，王丽霞，等.超量使用中药安全性的研究对策与思考［J］.中医杂志，2011（19）：1623-1626.

［7］李颖，高家荣，李翔，等.药物流行病学在中药上市后安全性研究中的应用［J］.中国药房，2013（47）：4490-4493.

［8］范骁辉，赵筱萍，金烨成，等.论建立网络毒理学及中药网络毒理学研究思路［J］.中国中药杂志.2011，36（21）：2920-2922.

［9］雷载权.中药学［M］.上海：上海科学技术出版社，2016.

［10］李冀.方剂学［M］.北京：中国中医药出版社，2017.

第七章 古今医案荟萃 ▷▷▷

第一节 古代医案选读

一、因病施量

【病案1】久病虚劳

叶某，年三一。病损不复，八脉空虚，不时寒热，间或便溏，虽步履饮食如常，周身气机尚未得雍和，倘调摄失慎，虑其反复，前丸药仍进。煎方宗脾肾双补法。人参（一钱），茯苓（三钱），广皮（一钱），炒沙苑（一钱），益智仁（煨研，一钱），炒菟丝饼（二钱）。

〔摘自《临证指南医案·虚劳》〕

评析：此病案属于因病施量中的慢病策略。患者病愈后因疾病损伤身体没有复原，出现八脉空虚，时寒时热，有时还有便溏的表现。对于这种久病患者，常以丸药缓图，避免汤药峻不受补。若取汤药治之，须小量施之，方用人参、茯苓补益脾胃，益智仁、炒菟丝饼补益肾气，即所谓脾肾双补法，整方所用均不超过三钱，用药温和，避免出现虚不受补的状况。

【病案2】不饥

王某，数年病伤不复，不饥不纳，九窍不和，都属胃病。阳土喜柔偏恶刚燥，若四君异功等，竟是治脾之药，腑宜通即是补，甘濡润，胃气下行，则有效验。麦冬（一钱），火麻仁（一钱半，炒），水炙黑小甘草（五分），生白芍（二钱），临服入青甘蔗浆一杯。

〔摘自《临证指南医案·脾胃》〕

评析：此病案属于因（病）势施量中的慢病策略。患者之病数年不愈，病情相对稳定，甚至较长一段时间内不会发生变化，故用量可平缓，求缓慢之中而渐收其功。九窍指人体的两眼、两耳、两鼻孔、口、前阴尿道和后阴肛门。患者久病体虚，脾胃失调，不知饱饥，此时宣通腑气，使胃气下行，比只一味补益更有效果。因此用麦冬、火麻仁等滋阴润肠，此方中药量最大不过二钱，但并不影响疗效，可见如果对症，即使因数年病伤不复而出现的脾胃失和，仅用小剂量亦有奇功。

【病案3】赤白带下门

韩氏曰（飞霞医案）：山妻年三十余，十八胎，九殇八夭，会先君松潘难作，贱兄弟皆西奔，妻惊忧过甚，遂昏昏不省人事，口唇舌皆疮，或至封喉，下部虚脱，白带如注，如此四十余日，或时少醒，至欲自缢，自悲不能堪。医或投凉剂解其上，则下部疾愈甚，或投热剂，及以汤药熏蒸其下，则热晕欲绝。四弟还，脉之，始知为亡阳证也，大哭曰，宗嗣未立，几误杀吾嫂。急以盐煮大附子九钱（27g）为君，制以薄荷、防风，佐以姜桂芎归之属，水煎，入井水冷与之，未尽剂，鼾鼻熟睡通宵，觉即能识人。时止一嗣，子二女，相抱痛哭，疏戚皆悲。执友赵宪长惊曰：君何术也？弟曰：方书有之，假对假，真对真尔，上乃假热，故以假冷之药从之，下乃真冷，故以真热之药反之，斯上下和而病解矣。

〔摘自《济阴纲目·赤白带下门·论带下当以壮脾胃升阳气为主》〕

评析：此医案属因势施量中有毒中药配伍施量的用药策略。该案为真阳虚脱，虚阳上越之证。虚阳上越则"口唇舌皆疮，或至封喉"，下部肾阳虚脱则"白带如注"，急当大补元阳，引火归原，故用大剂附子九钱（27g）为君（附子为回阳救逆第一品药），此属因势施量。但因附子有毒，故用盐水煮并配以薄荷、防风制其毒性，此属有毒中药的配伍施量。此外盐味咸入肾经，还可做引经药，充分发挥附子峻补肾阳、引火归原的功效；服用时加入井水为药引、冷服，乃"上乃假热，故以假冷之药从之"，有引阳入阴，反佐之意。

【病案 4】厥

李士材治吴门周复庵，年近五旬，荒于酒色，忽然头痛发热。医以羌活汤散之，汗出不止，昏晕不苏。李灸关元十壮而醒，四君子加姜、桂，日服三剂。至三日少康。分晰家产，劳而且怒，复发厥。李用好参一两，熟附二钱，煨姜十片煎服，稍醒，但一转侧即厥。一日之间，计厥七次，服参三两。至明日，以羊肉羹糯米粥与之，尚厥二三次。至五日而厥定。李曰：今虽痊，但元气虚极，非三载调摄，不能康也。两月之间，服参四斤；三年之内，进剂六百帖，丸药七十余斤，方得步履如初。

〔摘自《古今医案·卷三·厥》〕

评析：此医案属于因病施量的用药策略。因患者年老体衰，荒于酒色，误治失治，劳怒复发，元气虚极，病程长久，非大剂量、持续给药不可复原。故"两月之间，服参四斤；三年之内，进剂六百帖，丸药七十余斤，方得步履如初"，充分显示了方药与病情之间的量效关系。

二、因证施量

【病案 1】厥阳上越虚劳

某，年三二。心烦不宁，目彩无光。少阴肾水枯槁，厥阳上越不潜。议用填阴潜阳。人参（一钱半），熟地（五钱），天冬（一钱），麦冬（三钱），茯神（三钱），龟板（一两）。

〔摘自《临证指南医案·虚劳》〕

评析：此医案属因证施量之随症施量的用药策略。患者年仅三十余二，为肝肾阴虚、虚阳上亢之重症，故方中重用龟板一两滋阴潜阳，熟地五钱滋阴填髓，均为重症施量之用法。

【病案 2】风温咳嗽

某，十岁。头胀，咳嗽。此风温上侵所致。连翘（一钱半），薄荷（七分），杏仁（一钱半），桔梗（一钱），生甘草（三分），象贝（一钱）。

〔摘自《临证指南医案·咳嗽》〕

评析： 此医案属于因证施量之因人施量的用药策略。患者年纪小，属于儿童，6～12 岁儿童用药应为成年人 1/2，方中所用剂量均为小剂量应用。

【病案 3】血崩门

薛氏曰：一妇人年将七十，素有肝脾之证，每作则饮食不进，或胸膈不利，或中脘作痛，或大便作泻，或小便不利，余用逍遥散加山栀、茯神、远志、木香而愈。后忧女婿居，不时吐紫血，其病每作，先倦怠而后发热，经曰：积忧伤肺，积思伤脾。肺布叶举，是令子母俱病，不能摄血归经而致前证，遂以前药加炒黑黄连三分、吴茱萸二分，顿愈。复因怒，吐赤血甚多，躁渴垂死，此血脱也，法当补气。乃用人参一两，芩、术、当归各三钱，陈皮、炮黑干姜各二钱，炙草、木香各一钱，一剂顿止。

〔摘自《济阴纲目·血崩门·论血崩因虚热》〕

评析： 此医案属因证施量之随症施量的用药策略。该患者年老体弱，平素肝脾不和，其病情不急不缓，故医者采用散剂（逍遥散加减）治疗，取得了很好的效果。其后其忧思过度，时吐紫血，医者在前者逍遥散加减基础上加入黄连三分、吴茱萸二分（注：这里"分"，当"份"讲，散剂的组成是说"份"的），仍用散剂，"顿愈"，取得了很好的疗效。患者突因发怒，吐血甚多，造成血脱，病情危急，故医生采用大剂量人参一两，取其益气固脱之法，即"有形之血不能即生，无形之气所当急固"，作汤剂，一剂顿止。该案方药剂型的用药策略也是值得我们学习的。

【病案 4】温毒

陈，三十二岁。温热面赤，口渴烦躁，六七日壮热大汗，鼻衄，六脉洪数而促，左先生用五苓散双解表里。余曰：此温病阳明经证也，其脉促，有燎原之势，岂缓药所能挽回非白虎不可。

生石膏（八两），知母（一两），生甘草（五钱），粳米（二合），白茅根（一两），侧柏叶炭（八钱）。

煮四碗，分四次服，尽剂而脉静身凉。

《脉经》谓：数而时一止曰促，缓而时一止曰结。按：古方书从无治促、结之明文，余一生治病，凡促脉主以石膏，结脉主以杏仁。盖促为阳，属火，故以石膏得肺胃之阳；结脉属阴，乃肺之细管中块痰，堵截隧道而然，故以杏仁利肺气而消块痰之阴，无不如意。然照世人用药，石膏用七八钱，杏仁用三五钱，必无效也。吾尝谓未能学问思辨，而骤然笃行，岂非孟浪之极，既已学问思辨，而不能笃行，岂非见义不为，无勇乎。

〔摘自《吴鞠通医案·卷一·温毒》〕

评析： 此医案属于因证施量之随症施量的用药策略。该案患者"口渴烦躁、壮热大汗、六脉洪数而促"符合阳明白虎汤证之"四大症状"（身大热、汗大出、口大渴、脉洪大），而非表证未解、热入膀胱之五苓散证，且患者"面赤""鼻衄"，此均为阳明经症，故该火热属阳明经证确凿无疑！"促"为急的意思，要比脉"数"的程度更快一些，故吴氏说"其脉促，有燎原之势"，此为阳明火热之重症，非大剂量白虎不可救治，故吴氏超规格使用白虎汤，其《温病条辨》中白虎汤原剂量为"生石膏（一两），知母（五两），生甘草（三钱），粳米（一合）"，且配伍大剂量白茅根（一两），侧柏叶炭（八钱）清热止血，以治疗"鼻衄"。故"尽剂而脉静身凉"，正如吴氏所云"然照世人用药，石膏用七八钱，杏仁用三五钱，必无效也"。此案临床提示我们，临床辨证用药，要根据实际情况，病情危急，只要辨证准确，不要拘泥原方原量，该用重剂即用重剂，否则贻误病机，丧失救治，浪费生命，正如吴氏所谓"既已学问思辨，而不能笃行，岂非见义不为，无勇乎"。

【病案5】温疫

王，三十八岁。温病狂热，大渴引饮，周十二时，饮凉水担余，癫狂谵语，大汗不止。每日用白虎汤合犀角地黄汤，石膏用半斤，日服二帖。外用紫雪一两有余，间服牛黄清心丸五六丸。如是者七八日，热始渐退，药渐减，后以复脉汤收功。

〔摘自《吴鞠通医案·卷一·温疫》〕

评析： 此医案属于因证施量之随症施量的用药策略。本案患者"温病狂热，大渴引饮，癫狂谵语，大汗不止"，火热炽盛，津伤液劫，病情症状极其危重。故吴鞠通超规格施用方药，白虎汤中石膏原用一两，此为半斤，且日服二剂，即石膏一日要用一斤；紫雪原用一二钱，此用一两有余；牛黄清心丸原用一丸（《太平惠民和剂局方·卷一·治诸风》），此用五六丸。"如是者七八日，热始渐退"，否则津液危亡，生命垂危。

【病案6】辨痢疾种种受症不同随症治验

朱孔阳年二十五岁，形体清瘦，素享安逸，夏月因讼，奔走日中，暑湿合内郁之火而成痢疾。昼夜一二百次，不能起床，以粗纸铺于褥上，频频易置，但饮水而不进食，其痛甚厉，肛门如火烙，扬手掷足，躁扰无奈。余诊其脉，弦紧劲急，不为指挠。谓曰：此证一团毒火，蕴结在肠胃之内，其势如焚，救焚须在顷刻。若二三日外，肠胃朽腐矣。于是以大黄四两，黄连、甘草各二两，入大砂锅内煎，随滚随服。服下人事稍宁片刻，少顷仍前躁扰，一昼夜服至二十余碗。大黄俱已煎化，黄连、甘草俱煎至无汁。次日病者再求前药，余诊毕，见脉势稍柔，知病可愈。但用急法，不用急药。遂改用生地、麦门冬各四两，另研生汁，而以天花粉、牡丹皮、赤芍、甘草各一两，煎成和汁大碗咽之。以其来势暴烈，一身津液从之奔竭，待下痢止，然后生津养血，则枯槁一时难回，今脉势既减，则火邪俱退，不治痢而痢自止，岂可泥润滞之药，而不急用乎。服此药，果然下痢尽止，但遗些少气沫耳。第三日，思食豆腐浆。第四日，略进陈仓米清汁，缓缓调至旬余，方能消谷。亦见胃气之存留一线者，不可少此焦头烂额之客耳。

〔摘自《寓意草》〕

评析： 此案属随证施量治疗急危重症的用药策略。该案病情凶险，属湿热痢疾之危候，其病机为湿热火毒下注大肠，肛门扩约无度，传导失司，亡津亡血。其早期主要矛盾为"一团毒火，蕴结在肠胃之内"，其势如焚，故患者虽一昼夜一二百次如厕，扬手掷足，躁扰无奈，亡津亡血，但因其脉"弦紧劲急，不为指挠"，为大实之脉，故不为虚证，当下急需清热泻火，而不是峻补津液，否则"若二三日外，肠胃朽腐矣"，故喻氏首诊采用大剂量大黄（四两）峻泻大肠火毒，大剂量黄连（二两）清泻胃肠火热，甘草（二两）既可清泻胃肠火热又可佐制大黄、黄连燥烈之性。待脉势"稍柔"，火势衰退，实证减弱，虚证显现，不待痢止，即速救津血，故喻氏二诊采用大剂量养阴生津之品（生地、麦门冬各四两，天花粉、牡丹皮、赤芍、甘草各一两），以生津养血。纵观喻氏治法，张弛有度，"急法""急药"使用及时、准确，乃"急下存阴"之法的典型案例。

【病案7】鼻血泉涌治验

癸丑冬月，国子监司业五公名格者，二令媳病疫，恶寒发热，头痛呕吐。请一医者，用表散药，加藿香、半夏、苍术，其症反极。又延一人，用清凉之剂稍安，次日加石膏三钱，犀角八分，黄连五分，脉转沉伏，四肢逆冷，昏迷若昧，医者认为转阴。谢以不治。五公满服愁怀，徘徊庭院。夫人曰：数年前活我者谁乎？五公恍然大悟曰：非此人断乎不可，邀余述其所以。予诊其脉，验其症色，曰：此易事耳。五曰：明系热症，投凉药反剧，更有何术？予曰：治病犹用兵也，小固不可以敌大，弱固不可以敌强，病大药小，反增其势，予按法治之，管教十四日而愈。未几二令郎亦病，诊其脉，观其色，曰：令郎之症，受毒已深，较令媳更重。即按法治之，七、八日，种种变症难以枚举，好在二十一日。两服后，周身斑点紫赤相间，有紧有束，有松有浮。五公骇然曰：君言较前更重，何其验也。即用大剂，石膏八两，犀角六钱，黄连五钱，更加生地一两，紫草三钱，归尾二钱，大青叶三钱。一服三煎，更以四煎熬水，次日煎药。一方服至六帖，紧者松，束者浮，但鼻血泉涌，谵妄无伦。五惧去血过多。予曰：此热血妄行，毒犹因此而得发越，止之甚易。即照本方加棕炭三钱，桑皮三钱，羚羊角三钱，两服血止，去桑皮、棕炭、羚羊。又二服，胃气渐开，色转淡红，渐有退者，用石膏四两，犀角四钱，黄连三钱，去紫草、归尾，减生地五钱，大青叶钱半。又二服，斑全消，用生地三钱，犀角三钱，黄连二钱，石膏二两八钱。又二服，饮食大进，自颈至胸复泛红砂，此余毒尽透也，用生地三钱，犀角二钱，黄连钱半，石膏一两六钱。又二帖，精神渐长，仍用生地三钱，犀角钱半，黄连八分，洋参一钱，麦冬三钱，归身钱半，石膏八钱，酸梅二个。又三服而安。五公喜而言曰：小儿之生，先生再造矣。予曰，前治令媳，乃救令郎耳！此症若初服生姜、半夏、苍术、藿香，断不能救。斑乃胃热之症，诸药大能燥胃，火上添油，尚望生乎？嗣后一家连治七人，俱是大险，在我治之无难，五亦服之若素。

〔摘自《疫疹一得·附：验案》〕

评析： 此案堪为同方随症施量的典范。开始五公二令媳因凉药用量小，不仅没使病情好转，反使病情加重，余氏论述曰："治病犹用兵也，小固不可以敌大，弱固不可以敌强，病大药小，反增其势。"可谓方药因病施量的生动阐释！后余氏为其子治病，首用大剂量凉药石膏八两，犀角六钱，黄连五钱，生地一两，紫草三钱，归尾二钱，大青叶三钱；六服后，（周身斑点）紧者松，束者浮，但鼻血泉涌，谵妄无伦，上方加棕炭三钱，桑皮三钱，羚羊角三钱以止血；二服后，血止，上方去棕炭、桑皮、羚羊角；又二服，胃气渐开，色转淡红，渐有退者，上方用药变为石膏四两，犀角四钱，黄连三钱，去紫草、归尾，减生地五钱，大青叶钱半；又二服后，斑全消，上方用药变为生地三钱，犀角三钱，黄连二钱，石膏二两八钱；又二服后，饮食大进，自颈至胸复泛红砂，此余毒尽透也，上方用药变为生地三钱，犀角二钱，黄连钱半，石膏一两六钱；又二服后，精神渐长，上方用药变为生地三钱，犀角钱半，黄连八分，石膏八钱，加洋参一钱，麦冬三钱，归身钱半，酸梅二个；又三服后，痊愈。该案余氏用药步步为营，随病症好转，原方用药亦步步增减（既有药物剂量的增减，也有药味数量的增减），有理有据，进退有节，诚为中医方药随症施量的学习典范！

【病案 8】产后病

许竹溪室人，产后数日，发热自汗，面赤头痛，恶食不眠，恶露虽极少而淡，腹时胀痛，脉则洪大而数。曰：此血虚也。腹胀面赤，其势欲崩，宜峻补。或问故？曰：面赤者，阳上越也。腹胀者，阴下陷也。阳上飞则阴下走，势所必然。以熟地一两，杞子、枣仁各五钱，一剂。次日小腹之右，忽有一块如盘且硬，按之痛甚，于是疑为误补，欲更张。幸病人素服予药，姑再延。曰：其块骤起即大如斨，虽瘀滞亦无如是之甚也。此正肝脾失血，燥而怒张，得补犹然，否则厥而崩矣。今脉大渐敛，面赤渐退，非药之误，乃药之轻也。令前方加倍，再入炒白芍五钱，炙甘草一钱。一服，块渐平；再服，块如失。前方减半，数剂，诸证全安。此证若作瘀治，断无幸矣。

〔摘自《宋元明清名医类案·清·魏之琇医案》〕

评析： 此案属因证施量之随症施量的用药策略。因患者属血虚急症，故魏之琇始用大剂量熟地一两（37.5g），枸杞、枣仁各五钱（18.8g），结果患者服药 1 剂以后，不仅症状没有得到减轻，反而于次日忽然在右侧少腹部出现一个硬包块，按之痛甚。一般水平的医生便怀疑是误用了补药，可能会考虑改换治疗方法。但本案医生魏之琇判断腹部出现的硬块是由于"肝脾失血，燥而怒张"，补药无误，理由有二，即脉大渐敛、面色渐退，也就是说患者在服了一剂药以后，脉象已经不如此前洪大而数，面色也不如此前赤红，于是他判断"非药之误，乃药之轻"，药没有用错，只是药量过轻了。于是仍守前方，药量加大一倍，即熟地二两（75g），枸杞、枣仁各一两（37.5g），另外再加白芍五钱（18.8g）、炙甘草一钱（3.8g）。事实证明魏之琇的判断是正确的，加大药量以后，仅服一次，包块就变平了。服了第二剂药以后，包块就完全消失。由于病症大减，正气明显恢复，魏之琇遂将药量减半，中病即止。

三、因方施量

【病案】恶寒

一人形瘦色黑，素多酒不困，年半百，有别馆。一日大恶寒，发战，自言渴，却不饮，脉大而弱，右关稍实，略数，重取则涩。此酒热内郁，不得外泄，由表热而下虚也。黄芪二两，甘葛一两。煎饮之，大汗而愈。

〔摘自《古今医案按·卷四·恶寒》〕

评析： 患者形瘦色黑，乃气阴两虚之现也；嗜酒则中焦湿热内蕴；年近半百且有别馆者（别馆，此指房事过度），则肾精不足也。故患者属中焦有湿热，全身气血皆不足的亚健康状态。感冒则恶寒重，发战则为正气不足的表现，口渴不饮，乃中焦有湿热之故，脉大则邪气重，脉弱则正气不足，右关稍实略数，乃中焦湿热之故也，重取则涩则为津血不足的表现，总之此案属中焦有湿热，气阴两虚之感冒。治应祛湿热，补气阴，解风寒。丹溪重用黄芪二两，黄芪外可固表，内可补气利湿；葛根一两，葛根可散寒退热，生津止渴，补阴解表，与黄芪配伍则气阴补，湿热除，表寒解，患者则病愈，药虽两味，却配伍精当，药专力宏，诚为精方因方施量之典范也。

四、因药施量

【病案1】腹痛

华某，腹痛三年，时发时止，面色明亮，是饮邪，亦酒湿酿成，因怒左胁有形，痛绕腹中，及胸背诸俞，乃络空，饮气逆攻入络，食辛热痛止复痛，盖怒则郁折肝用，惟气辛辣可解，论药必首推气味（郁怒饮气入络）。粗桂枝木（一钱），天南星（姜汁浸炮黑，一钱半），生左牡蛎（五钱，打碎），真橘核（炒香，一钱半），川楝子肉（一钱），李根东行皮（一钱）。

〔摘自《临证指南医案·腹痛》〕

评析： 此病案属于因药施量中的因药性施量，患者郁怒饮气入络，怒则伤肝，需要辛散疏发肝气，治以辛散理气之药。量小效佳。

【病案2】伤食

孙东宿治大宗伯董浔老，年六十七，向有脾胃疾，暑月已过啖瓜果而胸膈胀痛，诊其脉寸关弦紧，观其色，神藏气固，考其所服药渣不过二陈平胃加楂、芽等，不知此伤于瓜果寒湿淫胜也。经云，寒淫所胜，治以辛温，而瓜果非麝香肉桂不能消，前方所以无效耳，乃用高良姜、香附各一两，肉桂五钱，麝香一钱，为末，每服二钱，酒调下之，两三日，则胸膈宽而知饿矣。

〔摘自《古今医案按·卷二·伤食》〕

评析： 此病案属于因药施量中的因药性施量，麝香、肉桂均为辛散之品，可消瓜果寒湿之邪，对症下药，量小效验。

【病案3】产后

秀氏，三十二岁。产后不寐，脉弦，呛咳，与《灵枢》半夏汤。先用半夏一两不应，次服二两得熟寐，又减至一两仍不寐，又加至二两又得寐。于是竞用二两，服七八帖后，以《外台秘要》茯苓饮收功。

〔摘自《吴鞠通医案·卷四·产后》〕

评析： 此案为因药效施量的典范。经云：半夏一两降逆止呕，二两安神催眠。《灵枢》半夏汤中半夏用量为五合，《黄帝内经》源于汉代，汉代1升=10合，相当于现在的200mL，故《灵枢》半夏汤中半夏用量为100mL，实称100mL半夏为64g，故《灵枢》半夏汤中半夏用量折合至现代为64g。而《中国药典》2015年版，因半夏有毒，规定半夏的用量为 3～9g，《灵枢》半夏汤中的半夏用量远远超过这个剂量！本案吴鞠通先用半夏一两不应，清代 1 两约为现在的 37.5g，后改为二两（75g）则得"熟寐"，吴鞠通可能考虑半夏有毒，再服时又将半夏改回一两，结果"又不寐"，吴鞠通没办法了，只好将半夏改至二两，最终采用二两，又服七八剂后，取得了很好的疗效。吴鞠通所采用二两（75g），与《灵枢》半夏汤中半夏用量五合（64g）基本一致，可见"古人诚不我欺也"！吴鞠通正是在这种临床实践中得出"半夏一两降逆，二两安眠"的经验，由此可见中药是具有一定的量效关系的，没有一定的量，就没有一定的效。

【病案 4】中风

丹溪治浦江郑君，年近六旬，奉养膏粱。仲夏久患滞下，又犯房劳，一夕如厕，忽然昏仆，撒手，遗尿，目上视，汗大出，喉如拽锯，呼吸甚微，其脉大而无伦次部位，可畏之甚，此阴虚而阳暴绝也。急令煎人参膏，且与灸气海穴，艾壮如小指，至十八壮，右手能动，又三壮，唇微动。参膏成，与一盏，至半夜后，尽三盏，眼能动；尽二斤，方能言而索粥；尽五斤而利止，十数斤全安。震按：此种病，今常有之，医所用参不过一二钱，至一二两而止，亦并不知有灸法，无效则诿之天命。岂能于数日间用参膏至十余斤者乎，然参膏至十余斤，办之亦难矣，惟能办者不可不知有此法。

〔摘自《古今医案按·卷一·中风》〕

评析： 此医案属于因服药反应施量之中病加量的用药策略。该案患者家境优厚，奉养膏粱，故素多痰湿，由于长夏久患痢疾，洞下无度，津伤液乏，阳气亦损，复因不知持节，犯房劳，五脏真元皆损，致如厕，气陷下而致虚脱，即今之中风脱证。其病机为阴精下亏，阳无所依，阴阳之气不相维系，乃阴竭阳越，阴阳离决，暴脱之危象。故速当急救，丹溪采用人参回阳救逆，并辅以艾灸气海。气海穴是元气之海，生气之源，为人体保健要穴，灸之可补益元气，强身健体。艾壮如小指，至十八壮，右手能动，又三壮，唇微动；人参起初一盏，三盏后眼能动，二斤后能言而索粥，五斤后利止，十数斤后病愈，充分展示了艾灸或药物的量效关系，即没有一定的量就没有一定的效。

第二节　近现代医案选读

一、因病施量

【病案 1】劳疟

一九一七年，时当仲夏，愚因劳碌过度，兼受暑，遂至病疟。乃于不发疟之日清晨，用常山八钱，煎汤一大碗，徐徐温饮之，一次只饮一大口，饮至日夕而剂尽，心中分毫未觉难受，而疟亦遂愈。后遂变汤剂为丸剂，将常山轧细过罗，水泛为丸，桐子大，每服八分，一日之间自晨至暮服五次，共服药四钱，疟亦可愈。

〔摘自《医学衷中参西录·常山解》〕

评析： 此病案属于因病施量。劳疟是指疟疾日久而使身体虚弱。对于需要长期调理的慢性病小剂量用药即可收四两拨千斤之效。此方只一味常山，共服药四钱则疟愈，可见用药之精准,不消多味,只消一味。而且单味药也只需要小剂量亦效,更反映了量效关系的重要。

【病案2】外感音哑

蝉亦止小儿夜啼,又善医音哑。忆一九三六年秋,余友姚某,偶为外感所袭,音哑月余,余为拟方,用净蝉蜕(去足土)二钱,滑石一两,麦冬四钱,胖大海五个,桑叶、薄荷叶各二钱,嘱其用水壶泡之代茶饮,一日音响,二日音清,三日全愈。以后又用此方治愈多人,屡试屡验。

〔摘自《医学衷中参西录·蝉蜕解》〕

评析: 此病案属于因病施量(随病种施药),因为此病为上焦病症,用药大多为质轻之品,用量小,效果好。本方君药为蝉蜕,只用二钱则可愈患者月余的音哑,并且三日痊愈。

【病案3】仝小林治疗肝源性糖尿病

何某,男,44岁。2009年3月1日初诊。

主诉:血糖升高1年。

现病史:患者1年前发现血糖升高,未服用西药治疗,血糖水平控制不佳。

刻下症:头晕,口干,口苦,多饮,时有胸闷气短,肝区时有胀满不适。纳眠可。小便色黄,大便调。舌暗,苔黄厚腐腻,舌底络脉瘀滞,脉滑数。

辅助检查:身高175cm,体重95kg。AST 91U/L,ALT 67U/L,GGT 137IU/L,LDL 4.17mmol/L,空腹血糖10.3mmol/L,糖化血红蛋白9.3%。腹部B超:肝实质弥漫性病变,胆囊壁毛糙,脾大。

既往史:酒精性肝硬化病史6年。

个人史:既往饮酒30年,每日饮酒300mL左右。

西医诊断:肝源性糖尿病。

中医辨证:痰热互结,瘀血阻络。

治法:清化痰热,活血化瘀。

处方:小陷胸汤加味。黄连45g,清半夏30g,瓜蒌仁60g,五味子30g,赤芍30g,地龙30g,藏红花2g(分冲),生姜18g。

二诊:服上方2个月,头晕、口苦减轻,胸闷好转,仍觉乏力、口干,大便偏干。舌暗,苔黄腻,脉略弦滑。AST 69.7U/L,ALT 56.9U/L。糖化血红蛋白7.9%,空腹血糖7.1mmol/L。患者肝功能已接近正常,考虑其便干,为津液受损较重之象,原方加入知母45g,天花粉30g,同时嘱定期检测肝功及血糖水平,观察病情变化。

〔陈欣燕,仝小林.肝源性糖尿病中医辨证论治总结及体会[J].辽宁中医药杂志,2005,32(8):758-760.〕

评析: 随病施量,同一药物治疗不同疾病,其用量可能不同。患者为肝源性糖尿病,就诊时血糖控制不良,糖化血红蛋白达9.3%,然患者仍未服用降糖西药,因此,治疗以降糖为首要目地,兼顾保肝、降酶。现代药理学研究表明,黄连有明确的降糖作用,本方重用黄连45g,以降糖为主,兼奏清热泻火解毒之功,患者服药1月,肝功及血糖水平均有所下降。

【病案4】仝小林治疗慢性浅表性胃炎

贺某，女，53岁。2009年7月22日初诊。

刻下症：胃胀，进食后加至，反酸，食道有烧灼感，胃怕凉。纳眠可，大便时干时稀，伴腹痛，便后得解，小便调。舌暗，舌底瘀滞，脉弦略硬。

辅助检查：胃镜：慢性浅表性胃炎。

既往史：高血压4年。现血压控制正常，一般130/70mmHg。

西医诊断：慢性浅表性胃炎。

处方：枳术汤加味。黄连9g，生姜15g，蒲公英30g，白及15g，枳实30g，炒白术30g，柴胡9g，香附9g。汤剂，水煎服。

患者服上方14剂，诸症大为减轻。原方加减继服。

〔摘自《方药量效学·临床实践中的方药用量策略》〕

评析：随病施量，同一药物治疗不同疾病，其用量可能不同。案4为治疗慢性浅表性胃炎，案3为治疗肝源性糖尿病，本方用黄连，旨不在清热解毒，而在与他药配伍，取辛开苦降之功，调畅中焦气机，因此剂量较小，仅用9g。黄连调治脾胃病，一般用1.5～9g足矣，盖脾胃乃中焦枢纽，气机通畅为治疗之根本。如苏叶黄连汤，治疗湿热呕恶，黄连仅用1g左右。而黄连治疗糖尿病，一般用15～45g，血糖过高时甚至可用至90～120g，专取其清火泄热解毒之功。

【病案5】仝小林治疗痤疮1例

患者，女，23岁。

主诉：面部痤疮5年，便秘3年。

现病史：面部痤疮5年前出现，逐渐加重，月经期间更加严重。

刻下症：乏力，精神疲惫。眠差，无食欲，大便4～5日一行。舌淡红，苔微腻，脉弦细沉偏弱。

西医诊断：痤疮。

中医辨证：脾虚胃滞。

治法：调理脾胃。

处方：半夏泻心汤加减。清半夏15g，黄连6g，黄芩9g，党参15g，厚朴30g，枳实30g，酒大黄15g，炙甘草15g，生姜5大片。汤剂，水煎服。

患者服药14剂，自诉面部痤疮减轻80%，便秘明显好转，大便每日1次，精神转佳，睡眠改善。

〔摘自刘文科，仝小林，王帅.从病例谈方药用量策略［J］.环球中医药，2012，（06）：405-409.〕

【病案6】仝小林治疗糖尿病1例

患者，女，57岁。

主诉：血糖升高6年。

现病史：6年前因呕吐至医院查空腹血糖（FBG）9.6mmol/L，诊断为糖尿病，服格列喹酮片，血糖控制不理想。

刻下症：胃胀，无食欲，时眠差，多梦，大便干，1～2日一行。舌细颤，苔薄白，舌底瘀，脉沉略弦。

辅助检查：空腹血糖 12.14mmol/L，餐后 2 小时血糖 16mmol/L，糖化血红蛋白 8.9%。

西医诊断：2 型糖尿病。

中医辨证：脾虚胃滞。

治法：补脾清胃。

处方：半夏泻心汤加减。清半夏 15g，黄连 45g，黄芩 30g，干姜 12g，党参 30g，知母 30g，枳实 15g，炒白术 30g，酒大黄 6g，炒酸枣仁 30g，炙甘草 15g。汤剂，水煎服。

患者服药 45 剂，胃胀基本消失，睡眠正常，大便正常，每日 1 次。查空腹血糖 7.8mmol/L，餐后 2 小时血糖 9.8mmol/L，糖化血红蛋白 7.2%。

以上方加减，继续服用 2 月余，血糖控制达标。

〔摘自刘文科，仝小林，王帅.从病例谈方药用量策略［J］.环球中医药，2012，（06）：405-409.〕

评析： 随病施量，同一处方治疗不同疾病，其用量可能不同。上述两案虽均以半夏泻心汤调和脾胃，然病案 5 所治之病为痤疮，黄连、黄芩小剂量调理即可收功，病案 6 所治之病为糖尿病，调和脾胃同时，重在清胃热，降血糖，黄连、黄芩若用以小剂量则于降糖无益。中药剂量与疗效之间存在着一定的规律，很多中药只有达到一定剂量时才能发挥某种功用。

【病案 7】重用制川草乌治疗糖尿病周围神经病变 1 例

冯某，男，47 岁，2007 年 3 月 26 日初诊。

主诉：患 2 型糖尿病 10 年，近觉双下肢持续剧烈疼痛难忍。

现病史：患者于 1997 年 1 月因感冒至医院诊治，检查发现血糖升高，空腹血糖 12mmol/L，诊断为 2 型糖尿病。口服二甲双胍治疗，血糖控制尚可，空腹血糖 7～8mmol/L。现饮食控制，间断口服二甲双胍。近觉双下肢剧烈疼痛，夜间常因下肢持续剧烈疼痛无法入睡，不堪忍受，几欲轻生。曾用水杨酸、布洛芬、卡马西平等多种止痛西药治疗，效果不佳。亦曾用中药蜈蚣、全蝎等治疗，止痛时间较短，不久即失效。

刻下症：双下肢疼痛麻木，手足及双下肢冰冷，夜间明显，覆盖 2 至 3 层棉被仍无法缓解，如浸寒冷冰水之中，周身乏力，视物模糊，大便干，3 天 1 次，口干口渴，胃脘痞闷不舒，舌暗红、苔薄黄，脉沉细略弦。

辅助检查：空腹血糖 10.1mmol/L，餐后 2 小时血糖 19.1mmol/L。

既往史：高脂血症 1 年，未服药治疗。

西医诊断：糖尿病周围神经病变。

中医诊断：痹证。

中医辨证：寒凝经络，中焦热结。

治法：温经通络止痛，泄热消痞。

处方：乌头汤合黄芪桂枝五物汤、大黄黄连泻心汤加减。制川乌、制草乌（均先煎4小时）各15g，黄芪、桂枝、白芍、鸡血藤、夜交藤、黄连、黄芩、肉苁蓉各30g，水蛭、生大黄各6g，干姜9g。每天1剂，水煎服。

二诊：4月26日。服上方30剂，近1周加服降糖药诺和龙，每次2mg，每天3次；优降糖，每次2.5mg，每天3次。口干口渴及胃脘痞闷不适消失，但双下肢疼痛、麻木发凉及手足冰冷改善不明显，大便干好转，每天1次。当日空腹血糖7.9mmol/L，餐后2小时血糖6.8mmol/L。

处方：制川乌、制草乌（均先煎8小时）各30g，黄芪、桂枝、白芍、鸡血藤、夜交藤、肉苁蓉各30g，生大黄6g。每天1剂，水煎服。嘱查下肢血管超声波及肌电图。

三诊：5月10日。服上方14剂，四肢疼痛、麻木发凉仍改善不明显，仅左足背凉感减轻，大便干较前明显好转。近期血糖控制良好。查下肢血管超声波未见异常，肌电图提示糖尿病周围神经病变。守上方制川乌、制草乌各增至45g，加干姜9g，炙甘草15g，煎服法同前。患者连服上方近2个月，自觉效果始终不显。

四诊：8月23日。仍觉下肢疼痛剧烈，无法忍耐，痛不欲生，下肢麻木发凉如浸冰水，改善不明显。近期血糖控制较差，8月22日查空腹血糖7.8mmo/L，餐后2小时血糖12.2mmol/L。7月26日查生化全项、肝肾功能均正常（ALT 20U/L，AST 17U/L，BUN 5.27mmol/L，Cr 86μmol/L）。细辨全身仍见一派寒象，辨证确系无误。但上方制川乌、制草乌已增量至各45g仍未显效，思病久寒入骨髓，根深蒂固，因寒而瘀，此时唯重用温经散寒止痛之品或可取效。故易方为九分散合乌头汤、黄芪桂枝五物汤加减。

处方：生麻黄、白芍、鸡血藤各30g，制乳香、制没药各9g，制马钱子粉（分冲）1.5g，制川乌、制草乌（均先煎8小时）各60g、黄芪、桂枝各60g。每天1剂，水煎，嘱分5次少量口服，随时观察服药后反应，一旦出现口麻、胃部不适、恶心或多言时，可停药并及时与医生联系。

五诊：8月30日。患者服药7剂，自诉严格按医嘱煎服中药，服至第3剂时，下肢疼痛即减轻大半，肢体凉、麻缓解60%左右，手足已有温暖感。7剂尽，疼痛、凉、麻等顽固之症竟全然消失，且服药期间未出现任何不良反应。疼痛明显缓解后，血糖亦随之下降，8月29日查空腹血糖5.9mmol/L，餐后2小时血糖7.5mmol/L。复查肝肾功能：ALT 21U/L，AST 16U/L，BUN 4.9mmol/L，Cr 83μmol/L。

后患者多次复诊，疼痛、凉、麻等顽固之症未再复发。

〔摘自《重剂起沉疴》〕

评析：因势施量。此案"寒入骨髓"，因寒而瘀，肢体疼痛、麻木、发凉等均是寒凝血结所致。沉寒积冷痼结络中，血凝为瘀，非大温大热不能拔除痼结，非散瘀破结不能化其凝瘀。前几诊虽亦着力于温经散寒止痛，然相对病之深重而言，用量不免偏小，犹若杯水车薪。细察其几诊情况，制川乌、制草乌用量虽不断增加，病情却进步不显，但亦未出现任何毒副反应，故考虑继续增大制川乌、制草乌用量，或可见顿挫之效。患者下肢疼痛顽固而剧烈，恐一般止痛方药已无法胜任，故以外科止痛良方九分散破积散瘀，通络止痛。因生麻黄、制马钱子、制乳香、制没药等其性峻烈，有耗伤正气之弊，加之患病日久，正气恐已亏伤，故以大剂量黄芪益气扶正，合桂枝、白芍、鸡血藤养血活血通络。此方制川乌、制草乌各用至60g，制马钱子用至1.5g，生麻黄用量达30g，其毒峻之性可见一斑，然患者服药7剂，非但未出现任何毒副反应，反获奇效，除配伍技巧外，关键在于药物煎服得当。制川乌、制草乌均煎煮8小时，其毒性成分乌头碱已被破坏，而每剂药分5次频服，实际每次服用量仅为原方的1/5，频服还可使体内血药浓度始终保持高峰状态，从而最大程度发挥药效。此案的启示主要有二：一是立法处方确系无误却收效惘然，似山穷水尽之时，可考虑增大主药剂量，或可收佳效；二则毒峻药使用得当，反可成为治病利器，无需畏之如虎。

【病案8】仝小林治疗糖尿病自主神经病变（重度）1例

患者，男，33岁。

主诉：呕吐4年，加重1年。

现病史：4年前诊断为1型糖尿病，同年出现呕吐。近一年来呕吐反复发作。

刻下症：持续呕吐已3月，食入则吐，伴呃逆频频，不能进食任何水谷，仅靠静脉高营养维持。平素仅能进食少量流食，喜热食，腹痛腹泻，近半年内体重下降30余斤，由原65kg降至48kg。舌淡苔白舌底瘀滞，脉细弦涩。

西医诊断：糖尿病自主神经病变（胃肠病变）。

中医辨证：中阳虚衰，胃虚气逆。

治法：温中降逆止呕。

处方：小半夏汤合附子理中汤加减。附子（先煎8小时）30g，干姜30g，红参（单煎兑入）15g，白芍30g，炙甘草15g，清半夏15g，茯苓60g，旋覆花（包）15g，代赭石（先煎）30g。水煎服，每日1剂，分多次饮用。

患者服至第2剂呕吐即止，连服14剂，期间仅发生1次呕吐，发作时症状较前明显减轻，体力恢复快。上方去旋覆花、代赭石，加炒白术30g、黄芪30g，治疗2月，未再发生呕吐，食欲较前明显增加，体重已增至58kg，体力大胜从前，已无不适症状，故停用中药，仅以胰岛素泵控制血糖。

〔摘自《方药量效学·临床实践中的方药用量策略》〕

评析：因势施量，随病势轻重缓急施不同剂量病案。此案为重症胃轻瘫，病势急重，治疗当务是迅速止呕，以减轻病者痛苦，故用重剂以短时内速转病势，缓解危急。

二、因证施量

【病案1】婴儿壮热案

家四叔祖延诊共第六子，为六个月婴儿，壮热，脉数，不啼不乳两日夜，气促鼻扇，目光无神。病家恐出疹子，以纸捻蘸油燃烛，照其面部，余以纸捻东西移动，其目珠乃不随光转，试以电灯亦然。初起发热，至是凡六日，第四日突然增重，则因是日曾服金鼠矢半粒，药后下青色粪，遂不啼不乳。初服金鼠矢，热势略杀；是日复壮热，始惊惶，来邀余诊。病儿才六个月，且气促鼻扇，目不能瞬，度少希望，因不敢处方。家叔祖固请，乃逐尽推敲，久之忽有所悟，因用生麻黄1.2克，葛根3克，黄芩2.4克，炙甘草1.8克，仅四味嘱尽剂。翌日复诊，诸恙悉差，目能动，啼且乳，微汗出，热且退矣，原方去麻黄加枳实、竹茹，霍然而愈。

〔摘自《古今救误·误用攻下类·婴儿壮热案》〕

评析： 此病案属于因证施量中的因人施量，一般情况下，对老人、小儿的用量要小于中青年，小儿不胜药力，故用量宜小。六个月婴儿脏器未发育成熟，给药剂量需要慎之又慎，需要做到中病即止，方能不损伤身体。

【病案2】伤风恶阻案

吴女，年十九岁。病伤风兼恶阻，缘由体弱多痰，腊月行经。后感冒风寒，咳嗽发热，因食贝母蒸梨，以致寒痰凝结胸中。延医调治，投以滋阴降痰之品。复患呕吐，饮食下咽，顷刻倾出。更换多方，暂止复吐。群医束手无策，而病者辗转床褥，已越三月，骨瘦皮黄，奄奄一息。其友人肖氏力荐余治，吴君乃延余往。

定候：呕吐不止，饮食罕进，咯痰稀白，大便干燥。细按脉象，滑数有力，此孕脉也。何以有此久病？盖因受孕不知，旋因伤风咳嗽，以为贝母蒸梨可以治咳，不知适以凝痰。而医者不查脉情，泛用治痰通用之轻剂以治之，痰不下而气反上逆，遂成呕吐。所幸腹中有孕，虽呕吐数月，尚无大碍，否则殆矣。

疗法：用大半夏汤，先治其标以止呕，盖非半夏不能降胃气之逆，非人参不能补中气之虚，非白蜜不能润大肠之燥。开方后，吴曰："孕有征乎？"余曰："安得无征？征之于脉，脉象显然，征之于病，若非有孕，君见有呕吐数月少纳饮食而不毙者乎？"吴固知医，见余执方不疑，欣然曰："君可得此中三味，余亦爱岐黄，略识一二，曩亦曾拟用半夏汤，群医非之而止。"乃急以药进，至夜呕止酣睡。次日吴见余曰："非君独见，吾女几殆。"乃立保胎和气之方，以善其后。

处方：仙半夏90克，白蜜90克，人参45克，河水扬二百四十遍煎服。

又方安胎：净归身9克，抚川芎2.4克，高丽参9克，漂於术6克，酒条芩4.5克，真阿胶9克，大熟地6克，法半夏4.5克，蜜甘草5克，墨鱼30克（熬水，去鱼）为引，水煎服。

初方服一剂量，呕吐即止，便亦略润，并无痰嗽，乃服次方四剂而胎安。嘱用饮食调养，而体健生子。

〔摘自《古今救误·误用寒凉类·伤风恶阻案》〕

评析： 此案属因证施量之"有故无殒亦无殒"的用药策略。此案幸患者中气尚实，急以大半夏汤救误，降逆润燥，和胃补虚，故一剂呕止便润，再以安胎调理。诸证悉除，体健生子。案中半夏用至90克，且又为孕妇禁忌，而量之大却毫无顾忌者何也？《内经》云："有故无殒亦无殒也。"

【病案3】瘟疫病热深厥深阳极似阴证

马某，男，三十岁，成都人。1920年3月患瘟疫病已七、八日，延余诊视，见其张目仰卧，烦躁谵语，头汗如洗，问其所苦不能答，脉象沉伏欲绝，四肢厥逆，遍身肤冷。唇焦齿枯，舌干苔黑，起刺如铁钉，口臭气粗。以手试之，则口气蒸手。小便短赤点滴，大便燥结已数日未通，查其前服之方，系以羌活、紫苏、荆芥、薄荷、山楂、神曲、枳实、厚朴、栀子、黄连、升麻、麻黄及葛根等药连进四剂，辛散发表过甚，真阴被劫，疫邪内壅与阳明燥气相合，复感少阴君火，热化太过，逼其真阴外越，遂成此热深厥深阳极似阴之证，苟不急为扑灭，待至真阴灼尽，必殆无救，拟下方治之。

处方：大黄26克（泡水兑入），生石膏30克，枳实15克，厚朴15克，芒硝10克，知母12克，生地60克，黄连10克。

服一剂，病情如故。服二剂后大便始通，脉息沉而虚数，但仍神识蒙眬，问不能答。照方再服二剂，连下恶臭酱黑粪便，臭不可当，其后口津略生。又照原方再服二剂，大便始渐转黄而溏，舌钉渐软，惟舌中部黑苔钉刺尚硬，唇齿稍润，略识人事，始知其证索饮而渴。进食稀粥少许，照前方去枳实、厚朴，加天冬、麦冬各15克，沙参20克，生地12克，甘草6克，将大黄分量减半。

连进四剂后，人事清醒，津液回生，苔皮渐退而唇舌已润，唯仍喜冷饮。继以生脉散加味，连服三剂而愈。人参15克，麦冬15克，当归10克，生地15克，杭芍15克，五味子3克，生石膏10克，黄连5克，甘草6克。

〔摘自《吴佩衡医案》〕

评析：本案属急危重症随症施量的用药策略。本案病证虽隶属阳明，但脉象沉伏欲绝，唇焦齿枯，舌干苔黑，烦躁谵语，头汗如洗，真阴耗灼益甚，故不仅单纯为实证，而为阳明腑实与真阴衰竭并存之危症，故吴老首诊攻下、峻补兼施，方用大剂量大黄、枳实、厚朴、芒硝合大剂量养阴清热生津之品生石膏、知母、生地、黄连等。待火势衰退，大便通利，则吴老将攻下减缓，以生津为主，去枳实、厚朴，将大黄分量减半，加天冬、麦冬、沙参等滋阴生津之品，继以生脉饮加味收功。本案极好地展示了临床"急下存阴"之法的实际应用，或攻下泄热，或养阴生津，或两者兼施，其中方药剂量随症变化，有理有节，值得我们学习。

【病案4】陆仲安用大剂量黄芪治疗胡适糖尿病案

1920年秋，胡适患消渴，即请北京协和医院诊治，经检查，西医认为病已不可治，仅尽人事而已，开些药，请胡适回家调养，另嘱家人准备后事。胡适回家后忧虑万分，以为"劫数难逃"。周围朋友纷纷劝他不妨延请中医一治。胡说："中医治病无科学根据，不足凭也，何况西医也已束手。"然几经劝说，胡抱姑妄一试的态度，由马幼渔介绍就诊于业师先父——北京名医陆仲安先生。太老师诊毕对胡曰："此病当饮以黄芪汤，如不效，唯我是问。"

经过治疗，胡适的病竟霍然而愈，他大为骇愕，去协和医院复查，西医也大诧，追问："谁为君谋，用以何药？"并乞求中药以化验。胡适患病之时，正值新文化运动风靡全国，那时一般人都认为中国医药是不科学的代表，故经此事，一度欲被废除的中医界闻之也颇为振奋。

事后，胡适在著名文人林琴南先生为太老师所绘的一幅画《秋室研经图》上，亲笔题了一篇文字："……我对于陆仲安先生佩服和感谢，完全和林先生一样。我去年秋间得病，我的朋友学西医的，或说是心脏病，或说是肾脏病，他们用的药，虽也有点功效，但总不能完全治好。后来幸得马幼渔先生介绍我给陆先生诊看，陆先生有时也曾用过黄芪十两、党参六两，许多人看了摇头吐舌，但我的病竟全好了……我的病颇引起西医的注意，现在已有人想把黄芪化验出来，看它的成分究竟是些什么，何以有这样大的功效，如果化验的结果能使世界医药界渐渐了解中国药的真价值，这岂不是陆先生的大贡献吗……民国十年三月三十日胡适（签字及印）。"

〔摘自华蓓苓.大剂芪参治消渴——记陆仲安太老师治愈胡适糖尿病案例［J］.上海中医药杂志，1986，（05）：28-29.〕

评析：本案充分展示了陆仲安应用大剂量黄芪、党参随症施量治疗糖尿病肾病的用药策略。

【病案5】处方寒热，前后不同

予医学既成，仍未出而问世。先慈偶患腰痛，不能自转侧，因不能起食，即代为之亦不愿，焦甚！试自治之。据伤寒论：风湿相搏，骨节疼烦，用甘草附子汤，其桂枝用至四钱。为药肆老医袁锦所笑，谓桂枝最散，止可用二三分，乌可数钱也？予曰：此未知长沙书为何物，宜不赞同。袁曰：医人已数十年，卖药亦数十年，从未见有用桂枝如是之重者。予曰：汝尚未悉此为何方，治何病，汝惟有执之而已。于是朝晚服之。其药肆之桂枝，以此而尽。翌日，能起能食，遂愈。

〔摘自《黎庇留经方医案（评述版）》〕

评析：本案属因证施量之随症施量的用药策略。有是证，必有其药，本案重用桂枝，萧熙评述"必有汗出恶风，不欲去衣之证象"。药肆老医袁锦所谓"桂枝最散，止可用二三分"，乃当时一种陋见，萧熙评述"章师次公曰：所以不敢用桂枝，其理由之可得而言者，不外'南方无真伤寒'，仲景之麻桂，仅可施于北方人，非江南体质柔弱者所能胜。"黎氏不拘常规，依据临床实际，重用桂枝四钱，"其药肆之桂枝，以此而尽"，疗效卓著，"翌日，能起能食，遂愈"，很好地体现了方药随症施量的量效关系。

【病案6】产后发热

潘少干，世医也。其门若市，医品甚好。一日，遇诸途，潘曰："谭寨某产妇，昨有邀诊否？"余曰："无。"遂携手同至其家。该妇新产发病，六七日不解，胸满，口苦，渴。予以小柴胡加减与之。柴胡用八钱，黄芩仅钱半。潘君问此方之用意。余曰："柴胡非八钱，则转枢力薄；黄芩减轻用量，则因新产，恐过于苦寒耳。"仍用半夏以止呕，参、姜、枣以顾胃，栝蒌根以止渴。一服即热退，渴止，呕平。

〔摘自《黎庇留经方医案（评述版）》〕

评析：此案很好地展示了黎氏活用经方，依据病情随症施量的用药策略。对于柴胡的用量，萧熙评述"曩者时医颇畏柴胡，即偶一用之，量亦至轻。'根据千金用柴胡方六十五，翼方三十五，外台秘要五十四，本事方十一，研究其功用，再益之个人经验，所得结论，其用有三：一祛瘀，二解热，三泄下'。'柴胡汤用柴胡八两，古之一两，准今三钱许，当得二两四钱，古方用三服，则每服得量八钱。今人用柴胡，多不过二钱，日二服，每服得量钱许。以今例古，已属太轻，乃有见用柴胡四五分而骇异者，是则极天下之至愚，不足责矣'（《药物学》卷二）"。可见经方的用量是非常值得我们学习研究的。

【病案7】温病误补

蒲老回忆前三十年，有同道苟君年35岁，其人清瘦，素有咳嗽带血。仲春受风，自觉精神疲乏，食欲不振，头晕微恶寒，午后微热，面潮红，咳嗽。众皆以本体阴虚，月临建卯（农历二月），木火乘金为痨，以清燥救肺为治，重用阿胶、二冬、二地、百合、沙参、二母、地骨皮、丹皮之类，出入互进。至四月初，病势转增，卧床不起，渐渐神识不清，不能语言，每午必排出青黑水一次，量不多，予以清稀粥能吞咽。适蒲老于四月中旬返里，其妻延诊，观其色苍不泽，目睛能转动，齿枯，口不噤，舌苔薄黑无津，呼吸不便，胸腹不满硬，少尿，大便每日中午仍泻青黑水一次，肌肤甲错，不厥不痉，腹额热，四肢微清，脉象六部皆沉伏而数。蒲老断为阴虚伏热之象，处以复脉去麻仁加生牡蛎、西洋参，一日一剂〔炙甘草六钱，白芍四钱，干生地六钱，麦冬（连心）六钱，阿胶（烊化）五钱，生牡蛎一两，西洋参三钱，流水煎，温服，日二次，夜一次〕。服至十剂后，病势无甚变化。诸同道有问蒲老"只此一法"？蒲老答："津枯液竭，热邪深陷，除益气生津，扶阴救液，别无良法"。蒲老坚持让患者服至十五剂而下利止，原方去牡蛎续服至二十剂，齿舌渐润，六脉渐达中候，服至二十三剂，脉达浮候，其人微烦。是夜之半，其妻请蒲老出诊，说病有变，往视，四肢厥冷，战抖如疟状，脉闭，乃欲作战汗之象，嘱仍以原方热饮之，外以热敷小腹、中脘、两足，以助阳升，希其速通。这时正胜邪却，得汗则生；邪胜正却，不汗则危。不一会汗出，烦渐息。次日往视，汗出如洗，神息气宁，脉象缓和，仍与复脉加参，大汗三昼夜，第四日开始能言，又微黏汗三旦夕，自述已闻饭香而口知味。继以复脉全方加龟板、枸杞、西洋参，服十余剂，遂下床行走，食欲增强，终以饮食休息而渐次恢复。蒲老曰："掌握初诊，是临床的重点，凡初诊必须详审有无新感，若有新感，无论阳虚阴虚之体，必先解表，庶免遗患，今既因误补，邪陷正却而气液两伤，非持续性养阴生津之剂，使正气有可能与病邪一战而复，不能奏功。"

〔摘自《蒲辅周医案·内科治验》〕

评析：此案属急危重症随症施量的用药策略。临床上方药不累积到一定的量，引起质变，就达不到一定的效。提示我们，临床上对于急危重症，只要辨证准确，就要坚持守方，不要犹豫，否则前功尽弃，贻误病情。

【病案8】脾阳不运水肿案（慢性肾炎）

周某，男，20岁。

患肾炎已有九个月，初在县医院治疗，浮肿一度消退，嗣后回家调养，又渐肿胀，在乡多次服药未效，故来京求诊。现症：全身浮肿，小便不利，腹胀不思食，困倦无力。舌苔薄白，脉沉涩。

辨证：原罹肾炎，调摄不当，遂成慢性疾患。肾气不充，脾运不健，水气泛溢，全身浮肿，经查亦有腹水现象。

治法：拟通肾阳，健脾行水。

处方：川桂枝 10g，淡猪苓 10g，建泽泻 10g，赤茯苓 12g，赤小豆 12g，冬瓜子 30g，冬瓜皮 30g，杭白芍 10g，野於术 6g，川厚朴 10g，车前草 12g，旱莲草 12g，白通草 5g，川萆薢 10g，川石韦 10g，炙草梢 3g。

二诊：药服二剂，腹胀稍减，小便增加，浮肿未见消，药力未及，宜多服数剂观察。

处方：前方赤小豆增至 24g，加黄芪皮 12g，冬葵子 12g，炒韭菜子 6g，益元散（布包）10g。

三诊：药服六剂，小便量未见增多，而大便溏泻数次，腹胀减。

处方：前方黄芪增至 30g，加党参 10g，防己 10g，苍术 10g，再服六剂。

四诊：服药六剂，情况良好，又再服四剂，小便增多，浮肿消减，腹部胀满大为好转，食欲增强。

处方：川桂枝 10g，杭白芍 10g，绵黄芪 30g，炒苍术 10g，炒白术 10g，淡猪苓 6g，川厚朴 10g，云苓块 15g，汉防己 10g，炒泽泻 10g，大腹皮 10g，大腹子 10g，冬瓜子 30g，冬瓜皮 30g，地萹蓄 10g，炙草梢 5g。

五诊：又服十剂，浮肿全消，惟晨起颜面尚觉肿胀，腹部胀消，颇感轻快，食欲甚好。

处方：前方加党参 10g，再服十剂后，原方加五倍量配制丸药，回乡常服，仍忌盐酱诸物。

原书按：本案为慢性肾炎，治之较难，施师始终以五苓散合防己黄芪汤为主方加味治之，黄芪用至 30g，前后数十剂共用二斤余，按《冷卢医话》曾记一医案，用生黄芪 120g，糯米酒一盅治浮肿，前后共服数斤黄芪而愈，盖浮肿之形成，在于水聚于皮里膜外，使腠理紧固，水被驱逐，肿胀遂消，查黄芪有利尿作用，已经现代科学证实，其治慢性肾炎，疗效甚显，按黄芪不仅有利尿作用，且有补气之功，气足湿退，水肿得消。

〔摘自《施今墨临床经验集·内科疾病·泌尿生殖系统病》〕

【病案 9】炙甘草汤治心动悸脉结代

王某，男，患心动悸症，脉小弱无力，两腿酸软，予以炙甘草汤，炙甘草 12g，桂枝 9g，生姜 9g，麦门冬 18g，酸枣仁 9g，人参 6g，阿胶 6g，生地黄 48g，大枣 10 枚（擘）。以水 4 盅，酒 3 盅，先煮 8 味，取 2 盅，去渣，纳阿胶化开，分 2 次温服。——《伤寒论》方。4 剂而两腿觉有力，再 4 剂而心动悸基本消失。

忆及在 1945 年时，曾治愈一心功悸脉结代之患者。当时同学王继述在侧，曾讨论过用此方治此病之究竟，他有整理笔记，现节录在下面：

刘某，男性，患脉结代心功悸症。初就诊于某医，服药 3 剂未效，来师处求治。师索观某医之方，则是仲景炙甘草汤。诊其脉，结代，问其自觉症，心动悸，的确是炙甘草汤症，因何不效？见师凝视细审前方，递给我说："你来看，此方证既对，因何不效？"我看了许久，不知所对，请示于师。师曰："此所用方虽完全取于仲景，但还有一间未达，关键在于用量上。仲景方药不传之秘，在于用量，随处可以体会得到，而此方尤显。"

仲景炙甘草汤以炙甘草为名，显然是以甘草为君，乃后世各注家都不深究仲景制方之旨，竟退甘草于附庸地位，即明如柯韵伯，精如尤在泾，也只认甘草留中不使速下，或囫囵言之，漫不经意。不知甘草具"通经脉，利血气"之功能，载在陶弘景《名医别录》，而各注家只依从甘草和中之说法，抛弃古说不讲。顾甘草命方，冠诸篇首，日人丹波元坚还知注意。若方中大枣，无论中外医家，则多忽而不谈。不知此方用大枣至30枚之多，绝非偶然，在《伤寒》《金匮》诸方中，大枣用量居多者，惟此方为最。而本方中药味用量之重堪与比肩者，惟生地黄为500克。考大枣《神农本草经》主"补少气，少津液"；可互证此义者，在仲景十枣汤用10枚煎送甘遂等峻药，皂荚散、葶苈大枣泻肺汤，也用枣膏，大枣量很重，都是恐怕峻药伤津，为保摄津液而设。生地黄《神农本草经》言其主"伤中、逐血痹"；《名医别录》言其主"通血脉，利气力"。则大枣、地黄为辅助甘草"通经脉利血气"之辅药无疑。乃柯氏只认大枣与生姜相配，佐甘草以和营，直看作如卒徒之侣，不知仲景在大枣生姜相配之方，从未有如此方为30枚者。此方生姜是合人参、桂枝，酒以益卫气，各有专职，非寻常姜枣配伍之例。前医把炙甘草汤各味药量平列起来，而欲取复脉之效，何怪其无验。

用量的多寡，在一个方剂里的配伍上至关重要，因它有相互依存、相互促进、相互制约的作用，需要后学细心体会，才能得到。例如仲景用黄连健胃则仅用30g（合现在一次服用量3g），如半夏泻心、生姜泻心等汤是；下利便脓血则用至180g，如葛根黄芩黄连汤、白头翁汤是。这是普遍规律。又如石膏，配知母治阳明大热症，则用量为500g，知母量为180g，名白虎汤，成三与二之比；配麻黄治手太阴咳喘症，则用量为250克（如鸡子大也等于250克），麻黄量往往为120g，成二与一之比。后人对于配伍用量不知讲求，石膏一味，也名白虎，配伍麻黄，最亦相平，大枣动则4枚，甘草只缀于方尾，统轻微其量，无怪古方虽对，而效验难期，反谓古方不适用于今人，古人实不负其责。

〔摘自《岳美中医案集》〕

评析： 该案岳老充分论述了临床上在使用经方时，要根据病情随症施量，不要墨守成规，简单使用经方。

【病案 10】"破格救心汤"救治肺心病心衰、呼吸衰竭合并脑危象

灵石教育局老干部闫祖亮，男，60岁。1995年3月24日凌晨4时病危邀诊。诊见患者昏迷不醒，吸氧。面如死灰，唇、指、舌青紫，头汗如油，痰声辘辘，口鼻气冷，手冷过肘，足冷过膝，双下肢烂肿如泥，二便失禁，测不到血压，气息奄奄。询知患阻塞性肺气肿、肺心病代偿期达10年。本次发病1周，县医院抢救6日，病危出院，准备后事。昨夜子时，突然暴喘痰壅，昏迷不醒。县医院内科诊为"肺心病心衰，呼吸衰竭合并脑危象"，已属弥留之际。切脉散乱如雀啄屋漏，移时一动。前人谓，凡病情危重，寸口脉难凭，乃按其下三部趺阳、太溪、太冲三脉，尚属细弱可辨。此症子时濒危未死，子时后阴极阳生，已有一线生机。至凌晨4时，十二经营卫运行肺经当令，本经自旺。病情既未恶化，便是生机未绝。遂投破格救心汤大剂，以挽垂绝之阳而固脱，加三生饮豁痰，麝香辟秽开窍醒脑而救呼吸衰竭：

附子 150g，干姜、炙甘草各 60g，高丽参 30g（另炖浓汁兑服），生半夏 30g，生南星、菖蒲各 10g，净山萸肉 120g，生龙牡粉、活磁石粉各 30g，麝香 0.5g（分冲），鲜生姜 30g，大枣 10 枚，姜汁 1 小盅（兑入）。

病情危急，上药加开水 1.5 公斤，武火急煎，随煎随灌，不分昼夜，频频喂服。

3 月 25 日 6 时二诊：得悉于半日一夜内服完上方 1 剂。子时过后汗敛喘定，厥冷退至肘膝以下，手足仍冰冷。面色由灰败转为姜黄，紫绀少退，痰鸣大减。呼之可睁眼，神识仍未清。六脉迟细弱代，48 次 / 分，已无雀啄、屋漏之象，回生有望。嘱原方附子加足 200g，余药不变，日夜连服 3 剂。

3 月 26 日三诊：患者已醒，唯气息微弱，声如蚊蚋，四肢回温，可以平卧，知饥索食。脉沉迟细，58 次 / 分，已无代象。多年来喉间痰鸣消失。其妻告知，昨夜尿湿大半张床褥，腿已不肿，正是大剂量附子破阴回阳之效。真阳一旺，阴霾自消。病已脱险，元气未复。续给原方 3 剂，去生半夏、生南星、菖蒲、麝香。附子减为 150g，加肾四味（枸杞子、菟丝子、盐补骨脂、淫羊藿及胡桃肉）各 30g 温养肝肾精气以固脱。每日 1 剂，煎分 3 次服。

3 月 30 日四诊：诸症均退，食纳渐佳，已能拄杖散步。计前后四诊，历时 5 天，共用附子 1.1 公斤，山萸肉 0.75 公斤，九死一生垂危大症，终于得救。方中生半夏为降逆化痰要药，用时以温水淘洗 3 次，加等量鲜生姜佐之，既解其毒，又加强疗效，颇有妙用。

〔摘自《李可老中医急危重症疑难病经验专辑》〕

评析：此案属因证施量之随症施量的用药策略。破格救心汤始创于 60 年代初期，经 40 年临证实践，逐渐定型。本方脱胎于《伤寒论》四逆汤类方、四逆汤衍生方参附龙牡救逆汤及张锡纯氏来复汤，破格重用附子、山萸肉加麝香而成。方中四逆汤为强心主剂，临床应用 1700 余年，救治心衰，疗效卓著。心衰患者，病情错综复杂，不但阳气衰微，而且阴液内竭，故加人参，成为四逆加人参汤，大补元气，滋阴和阳，益气生津，使本方更臻完善。但用于救治心衰垂危重症仍然生死参半。细究其因，不外两点：第一，历代用伤寒方，剂量过轻，主药附子，仅 10g 左右。考《伤寒论·四逆汤》原方，用生附子 1 枚，按考古已有定论的汉代度量衡折算，附子 1 枚，约合今之 20g，假定生附子之毒性与药效为制附子之两倍以上，则《伤寒论》原方每剂所用附子相当于现代制附子 40～60g，而历代用四逆汤仅原方的 1/6～1/10。以这样的轻量，要救生死于顷刻，诚然难矣！其二，之所以不敢重用附子，乃因畏惧附子之毒性。古今本草，已有定论，附子有大毒。但附子为强心主将，其毒性正是其起死回生药效之所在。当心衰垂危，患者全身功能衰竭，五脏六腑表里三焦，已被重重阴寒所困，生死存亡，系于一发之际，阳回则生，阳去则死。非破格重用附子纯阳之品的大辛大热之性，不以雷霆万钧之力，不能斩关夺门，破阴回阳，而挽垂绝之生命。本方中炙甘草一味，更具神奇妙用。伤寒四逆汤原方，炙甘草是生附子的两倍，足证仲景当时充分认识到附子的毒性与解毒的措施，甘草既能解附子的剧毒，蜜炙之后，又具扶正作用（现代药理实验研究，炙甘草有类激素样作用，而无激素之弊）。而在破格重用附子 100g 以上时，炙甘草 60g 已足以监制附子的毒性，不必多虑。经这样的改进之后，重症患者的治愈率可达十全。

本案李老充分论述了经方的原始剂量及有毒中药附子在治疗急危重症时如何施量、如何解毒，给我们临床上很大的启示。

【病案 11】急性胆道蛔虫症并发急性胰腺炎

水头刘守财妻 46 岁，1983 年 12 月 2 日急诊入院，经内、外科紧急处理，不能控制，请中医会诊。

患者于昨日早饭后右上腹绞痛，频频呕吐，下午 4 时，吐出蛔虫 1 条，剧痛部位扩展至右上腹，疼痛剧烈，一度休克，注射杜冷丁 1 支未效。今日持续性、阵发性绞痛加剧，满腹拒按，手不可近，反跳痛，寒热如疟，体温 39℃，经查血象白细胞 1.85×10⁹/L，中性 90%，初步诊断：急性胆道蛔虫症合并急性胰腺炎。已给予大剂量青霉素静滴，亢热不退，剧痛呕吐不止。当时，本院未能作血清淀粉酶测定，但已见急性胰腺炎之三大主症，病势险重，如果转院，则势必延误病机，决定中西医结合进行抢救。

询知患者嗜食肥甘酒酪，内蕴湿热，诊脉沉弦数实，苔黄厚燥，口苦、口臭。近日食滞，7 日不便，复加蛔虫内扰，窜入胆道，胰腺发炎。邪热壅阻脾胃肝胆，已成热实结胸、阳明腑实重症，拟方如下：

①舌下金津、玉液穴刺泻黑血，双尺泽穴抽取黑血 2mL，左足三里，右阳陵泉透阴陵泉，提插捻转泻法，留针半小时。以上法疏泄胆胃瘀热而止痛，针后呕吐止，剧痛缓解。

②拟攻毒承气汤合大柴胡汤、大黄牡丹汤、乌梅丸化裁，清热解毒，通腑泄热，扫荡血毒：柴胡 125g，黄芩 45g，生半夏 60g，杭白芍 45g，枳实、丹皮、大黄（酒浸后下）、生大白、甘草各 30g，桃仁泥 15g，冬瓜仁 60g，乌梅 30g，川椒、黄连各 10g，细辛 15g，二花 90g，连翘 45g，芙蓉叶 30g，芒硝 40g（分冲），鲜生姜 75g（切），大枣 12 枚。

加水 2000mL，浸泡 1 小时，急火煮沸 10 分钟，取汁 600mL，化入芒硝，加入蜂蜜 60g，姜汁 10mL，3 次分服，3 小时 1 次，日夜连服 2 剂，以阻断病势。

12 月 3 日二诊：昨从 11 时 40 分开始服药，至 12 时半，腹中雷鸣，频转矢气，呕止，痛去十之七八，仍无便意。令所余 2 次药汁一并服下，至下午 2 时 40 分，畅泻黑如污泥，极臭、极热，夹有如羊粪球大便 1 大盆及蛔虫 3 条，痛全止，热退净。嘱其第 2 剂药去芒硝，于夜 12 时前分 3 次服完。至夜 10 时又畅泻 2 次，泻下蛔虫 1 团，安睡一夜。

今日化验血象已无异常，热退痛止，全腹柔软，患者要求出院。脉仍滑数，予上方 1/4 量 2 剂，以清余邪。

原书按：凡用经方治大症，一要辨证得当，见机即投，不可犹豫。二要掌握好经方的基础有效剂量，一次用足，大剂频投，日夜连服，方能阻断病势，解救危亡，余意以原方折半计量为准，此点已为 80 年代后考古发现之汉代度量衡制所证实。即汉代一两，合现代 15.625g，上海柯雪帆教授已有专著，并经临床验证，真实可信。以此量治重危急症，可收到一剂知、二剂已，攻无不克之奇效。低于此量则无效，或缓不济急，贻误病机，误人性命！回顾中医史上，自明代医界流行"古之一两，即今之一钱"之说，数百年来，已成定律。习用轻剂，固然可以四平八稳，但却阉割了仲景学术一大特色。沿袭至今，遂使中医优势变为劣势，丢掉了急症阵地。

〔摘自《李可老中医急危重症疑难病经验专辑·外科急腹症医案十则》〕

评析：此案属经方因证施量之随症施量的用药策略。本案李老充分展示了使用大柴胡汤原始剂量治疗急性胰腺炎的临床效果，给我们在临床上根据病情大胆使用经方提供了参考。

【病案12】仝小林治疗糖尿病周围神经病变（重症）1例

患者，男，50岁。

主诉：双下肢疼痛、发凉3年，加重1年。

现病史：15年前发现血糖升高，3年前出现双下肢疼痛、发凉，近1年来逐渐加重。

刻下症：双下肢疼痛难忍，酸困乏力，伴麻木发凉，冰冷冒风感，夏日三伏季节包裹两条厚裤仍无法缓解，天气稍凉则冷痛加重，常因冷痛难耐彻夜不眠。

辅助检查：肌电图：周围神经损害（轴索损害）。血管造影无异常。

西医诊断：糖尿病周围神经病变。

中医诊断：痹证。

中医辨证：血虚络瘀，寒入骨髓。

治法：温经养血，通络止痛。

处方：乌头汤加减。制川乌30g（先煎8小时），制草乌30g（先煎8小时），黄芪90g，川桂枝30g，白芍30g，鸡血藤30g，葛根30g，生姜3片。汤剂，水煎服。

二诊：患者服药30剂，双下肢发凉明显好转消失，夜间已无需厚被覆盖。下肢疼痛缓解，原每日疼痛无休止，现隔日疼痛，天气变化时疼痛加重。上方制川乌、制草乌增至各60g（先煎8小时）。

三诊：继服药1月，下肢疼痛缓解约70%，疼痛持续时间缩短，现仅3～5日一次。双腿酸困程度及范围缩小，自觉下肢较前有力。

〔摘自刘文科，仝小林，王帅.从病例谈方药用量策略［J］.环球中医药，2012，（06）：405-409.〕

评析：随症施量。此两例均是糖尿病周围神经病变，病案13与病案12均属血虚络瘀之证，然病案13患者肢体疼痛、怕冷症状较案12更加严重，可见案13患者兼见寒入骨髓之病机，非大温大热不能拔除痼结，制川草乌初始用30g，服用平安后，继续加量，最终以各60g收官，终缓解病情，疗效显著。

【病案13】任继学治疗乳痈并发肠梗阻1例

杨某，女，24岁，服务员。

主诉：产后乳痈50余日，全腹胀痛伴呕吐、便秘4日。

现病史：患者产后乳痈五十天不愈，近四天全腹胀满疼痛难忍，呕吐，大便秘结，多次用滋阴通便剂无效，故于1982年8月3日入我科治疗。入院第二天，病情加重。

刻下症：全腹绞痛拒按，呕吐频作，不大便、无矢气，舌质红、苔黄腻，脉弦数有力。腹痛加剧时，呈阵发性绞痛，彻夜难眠。

辅助检查：白细胞 $21.6×10^9/L$，分叶 73%。

西医诊断：急性化脓性乳腺炎，肠梗阻。

中医诊断：乳痈，肠结。

治法：理气通闭泻实。

处方：厚朴三物汤加减。厚朴 40g，大黄 5g，枳实 15g，木香 5g，皂角 3g，白芷 5g，桃仁 5g，柿蒂 15g，川楝子 5g，羌活 10g。水煎服。

二诊：服一剂，阵阵腹痛，有排便感，但欲便不得。故上方去羌活、白芷，加枳实、橘核各 50g，附子 10g，生地、玄参各 25g，投三剂。

三诊：服后排出黑褐色便多次、量多，腹痛大减，病情大有好转。查白细胞 $9.8×10^9/L$，遂前方去皂角、附子、川椒、枳实、橘核，加石斛 30g，玉竹 15g，扁豆 15g，以生津养胃。再以党参、白术、茯苓、甘草善后。一周后，饮食增进，二便复常、痊愈出院。

〔摘自南征，温学义. 任继学副教授治验二则 ［J］. 吉林中医药，1983（5）：34.〕

评析： 因人施量。本案患者虽为产后妇人，任继学先生治疗时仍重用厚朴等行气导滞药物，体现了"因人施量"中的一个特殊原则——有故无殒亦无殒。该思想出自《素问·六元正纪大论》："黄帝问曰：妇人重身，毒之何如？岐伯曰：有故无殒，亦无殒也。帝曰：愿闻其故何谓也？岐伯曰：大积大聚，其可犯也，衰其大半而止，过者死"。"有故无殒亦无殒"的原意旨在回答妇人怀孕后是否可以用"毒药"来治病？岐伯回答黄帝：只要有需要用"毒药"治疗的疾病，就不会出现危险。换言之即妊娠时如确有病邪存在，使用峻烈的药物也不会伤害母体和胎儿。但在用药过程中必须"衰其大半而止"，切不可过用。推而广之，即有其病用其药，即使是"毒药"（有毒或峻猛之药）也不会伤害人体，但在针对特殊体质人群时，要求医生胆大心细，遵循"衰其大半而止"的原则，"中病即减"，"中病即止"。

【病案 14】张灿玾治疗咳嗽 1 例

王某，男，中年。

现病史：昔有慢性咳病，偶因伤风，咳嗽有加。

刻下症：咳嗽，无痰，寒热往来，无汗，胁部刺痛，大小便正常，面容憔悴，食少乏力，舌红苔白薄，脉浮弦而数。

中医诊断：咳嗽。

中医辨证：此旧日患咳，肺气本虚，复因外感，外邪束于皮毛，则肺气尤为不畅，病及足太阳及足少阳两经为患矣，故寒热发，胁痛作。

治法：和解少阳，轻开肺气。

处方：小柴胡汤加减。柴胡三钱，黄芩一钱，制半夏二钱，陈皮二钱，茯苓二钱，枳壳一钱，桔梗一钱，麦冬三钱，川贝二钱，沙参三钱，生甘草一钱。水煎温服。

复诊：服上药一剂便知，诸证均减，脉亦不数，唯浮而无力，遂继服二剂而愈。

原书按：本案以小柴胡汤为主者，和解少阳也，以沙参易人参者，以气阴两虚，再加麦冬以甘寒，益其气也，加枳、桔者，开胸以利气也，具二陈汤之药，肺、胃兼顾也，川贝化痰，免其阻滞胸中也。本方用量较轻者，以体本虚弱，邪亦不甚重，既可轻取，不可重伐。夫用药如用兵，若强房顽敌，非具扛鼎之力，雷霆之势，安能制胜，若弱体微邪，轻取可也。故用药之道，亦在于巧取而已。若欲强本健身，则另当别议。

〔摘自《张灿玾医论医案纂要》〕

评析： 因人施量。本案患者素有久咳，如肺气本虚，又偶感风寒，咳嗽有加，是为轻邪，本虚邪轻，故张老制剂较小，量症对应，避免重伐，以伤正气。

三、因方施量

【病案 1】呕吐

天津杨柳青陆军连长周良坡夫人，年三十许。连连呕吐，五六日间勺水不存，大便亦不通行，自觉下脘之处疼而且结，凡药之有味者入口即吐，其无味者须臾亦复吐出，医者辞不治。后愚诊视其脉有滑象，上盛下虚，疑其有妊，询之月信不见者五十日矣，然结证不开，危在目前，《内经》谓"有故无殒，亦无殒也"。遂单用赭石二两，煎汤饮下，觉药至结处不能下行，复返而吐出。继用赭石四两，又重罗出细末两许，将余三两煎汤，调细末服下，其结遂开，大便亦通，自此安然无恙，至期方产。

〔摘自《医学衷中参西录·赭石解》〕

评析： 本案药简力专，单用一味赭石，重镇降逆，和胃止呕，属精方随症施量的用药策略。本案患者非普通患者，乃一怀妊2个月的孕妇，张锡纯首诊用代赭石2两。张锡纯生活于1860～1933年。1928年，民国改革度量衡制度，采用万国公制，确定1斤之重为500g，仍用16两制，其1两合今约31.5g。所以，本案1两的量值或为37.5g，或为31.5g，二者皆有可能。张锡纯首诊用代赭石2两，重约63～75g，效果不佳。从随后的治疗结果来看，2两代赭石，用量是不够的。但对于妊妇，谨慎用药是应该遵行的原则。首诊处方剂量用2两，也有试探身体反应与耐受性的目的。在用2两无效，也没有发生任何不良反应的情况下，张锡纯于二诊将代赭石用量增至3两（112.5g），而且另外还调服1两（37.5g）代赭石细末。孕妇服药以后，"其结遂开，大便亦通，自此安然无恙"。《本草蒙筌》言"孕妇忌服"，所以孕妇服代赭石有一定风险。不过，正如《内经》所言"有故无殒，亦无殒"的道理，有病则病受之，孕妇在胃气上逆、肠道结实的情况下服代赭石，对孕妇本人和胎儿不会产生损害。

【病案 2】头痛

刘某，男，38岁，1960年7月29日就诊。

经常头痛，目眩，心烦，已数年之久，性情急躁，记忆力显著减退，小便微黄，大便如常，食纳尚佳，脉象轻取微浮、沉取弦细有力，舌红边缘不齐，苔黄微腻。属肝胆火旺兼外感风邪，宜清热降火为主，佐以养阴祛风。

处方：桑叶二钱，菊花二钱，僵蚕二钱，刺蒺藜三钱，川芎一钱五分，藁本一钱五分，丹皮一钱五分，炒栀子二钱，龙胆草一钱五分，玄参二钱，甘草一钱，荷叶三钱，石决明（煅）五钱，木通一钱五分，服三剂。

复诊：头痛消失，但有时头晕，脉转弦细缓已不浮，舌苔减少，余症同前，拟滋阴养血兼调肠胃，以丸药缓图。

处方：当归尾三钱，川芎三钱，白芍四钱，干生地六钱，丹参三钱，炒栀子三钱，玄参四钱，菊花五钱，地骨皮五钱，蒺藜五钱，决明子（炒）五钱，石斛五钱，肉苁蓉五钱，胡麻仁（炒研）五钱，黑芝麻（炒研）五钱，建曲一两，制香附一两。

共研为细末，和匀，炼蜜为丸，每丸重三钱，每日早晚各服一丸，细嚼，白开水送下，连服两料，诸症悉平。嘱其颐养性情，勿使肝胆相火再炽。

按：朱丹溪"五志烦劳，皆属于火"之说在临床上屡见不鲜。本例患者情志过急，水不足以濡之，肝胆火旺，又兼风邪，风火相扇，故头痛、目眩、心烦、尿黄、脉弦细有力，乃虚中有实之象（肝火旺，实肾水不足）。采用清热降火，养阴去风，虚实互治，先以汤剂折其既燃之势，继以滋水濡养、丸剂缓图养其已平之火。虚实缓急，各有次第，故收到一定疗效。

〔摘自《蒲辅周医案·内科治验·头痛三》〕

评析：本案属病情稳定或减轻后，由汤剂改丸剂的用药策略。"急则治其标，缓则治其本"，对于许多虚实夹杂的病患，先以汤剂泻其实，再以丸剂补其虚，标本施治，各有次序，可以收到很好的疗效。"汤者荡也，丸者缓也"，若一味使用汤药，药效峻急，难免伤正；一味使用丸药，药效缓慢，难免留邪。目前临床上将汤剂改为丸剂续服的处方已不常见，现代医生更喜用中成药，我们应该学习蒲老这种将汤剂处方改为丸剂处方的策略，这也是控制方药用量的方法之一。

【病案 3】周仲瑛治疗食管中下段鳞癌术后 1 例

患者，男，66 岁。2008 年 8 月 20 日初诊。

主诉：胸膈胀塞、吞咽困难半年。

现病史：患者自 2008 年春节开始进食时吞咽困难，呈渐进性加重，经查诊为食道癌，2008 年 6 月 24 日在某院行"食道中下段鳞癌根治术"，术中见胃左淋巴结转移 2/2，因血小板低（30×10^9/L）而无法化疗，故至我处求诊。

刻下症：形体瘦弱，面黄不华，食后胸膈胀塞不适，大便 1 ~ 2 日一行、质稀，舌苔薄黄腻，舌质暗红有裂纹，脉细。

辅助检查：2008 年 7 月 22 日 CT 复查：食管癌术后改变，左侧胸腔中等量积液伴左下肺压缩性膨胀不全，右肺中叶、左肺舌叶陈旧性结核灶，脾大，胆囊壁稍增厚。辅助检查：白细胞 3.47×10^9/L，血红蛋白 115g/L，血小板 42×10^9/L。肿瘤标志物 CA125 155.57U/mL，余均正常。

西医诊断：食道中下段鳞癌术后。

中医辨证：脾胃虚败，生化乏源，痰气瘀阻。

治法：扶脾补虚，和胃降逆，顺气化痰，祛瘀消肿。

处方：香砂六君子汤加减。党参 12g，焦白术 10g，茯苓 10g，炙甘草 3g，仙鹤草 20g，鸡血藤 20g，薏苡仁 15g，肿节风 20g，地榆 12g，红景天 12g，灵芝 5g，法半夏 12g，花生衣 15g，当归 10g，炒枳壳 10g，木香 5g，砂仁（后下）4g，炙鸡内金 12g，地骷髅 15g，公丁香 3g。14 剂水煎服，每日 1 剂。

二诊:2008 年 9 月 3 日。药后可食面条，然胸膈阻塞不下，食入 1 ~ 2 小时可通畅，大便时干时稀，舌苔黄薄腻，舌质暗红，脉略滑。

处方:上方去地骷髅，加旋覆花（包）6g，代赭石（先煎）25g，急性子 10g，炒莱菔子 12g，八月札 12g，14 剂。

三诊:2008 年 9 月 17 日。饮食吞咽梗塞感减轻，腹胀好转，食纳知味，无嗳气，无泛酸，大便基本正常，仅腹泻 1 次，舌苔黄薄腻，舌质暗红隐紫，脉小滑。

处方:上方加石见穿 20g，炙刺猬皮 15g，煅瓦楞 20g，南沙参 10g。继服 14 剂。

四诊:2008 年 10 月 15 日。食道已通畅，餐后胃胀嗳气不多，大便多烂或干，舌苔中薄黄，舌质暗红、有裂纹，脉弦滑。

处方:8 月 20 日方加石见穿 20g，炙刺猬皮 15g，煅瓦楞子 20g，南沙参 12g，山药 12g，炒六曲 10g，14 剂。

五诊:2008 年 10 月 29 日。饮食吞咽顺畅，餐后胃中隐有痛胀，无胸闷咳嗽，稍有嗳气，大便正常，舌暗红，苔薄白，脉弦滑。辅助检查:CA125 53.53U/mL，铁蛋白 90.60ng/mL。胸腹部 CT 示:食管癌术后，左侧胸腔积液，右肺中叶及左下肺纤维灶，脾略大。血常规检查示:白细胞 3.53×10^9/L，血红蛋白 120g/L，血小板 60×10^9/L。

处方:上方加泽漆 15g，冬瓜子 10g，冬瓜皮 15g，桑白皮 15g。继服 14 剂。

六诊:2009 年 4 月 15 日。饮食可进干饭一小碗，餐后气滞不舒，吞咽顺畅，嗳气，二便调。辅助检查:2009 年 3 月 18 日查血常规示:白细胞 3.83×10^9/L，血红蛋白 141g/L，血小板 64×10^9/L。肿瘤标志物示:CA125 39.42U/mL，余均正常。

2009 年 7 月 15 日及 2010 年 1 月 27 日复查肿瘤标志物均（－），胸片示右侧胸膜增厚。患者能食米饭，口不干，吞咽顺利，无梗塞感，精神状态亦可。

原书按:本案患者手术时原发肿瘤具体情况不详，但有区域淋巴结转移，术后 1 个月 CT 复查见左侧胸腔中等量积液，无其他原因可解释，有可能为胸膜转移所致，因此病情当属中晚期，预后不良，又因血小板极低而难以化疗。本案患者在周仲瑛教授处服用中药达 2 年之久，病情得到有效控制，肿瘤标志物转阴，胸水吸收，自觉症状消失，精神状态可，生活质量明显提高。根据饮食吞咽困难、咽下有梗阻感等临床表现，食道癌应属中医"噎膈"范畴。因内伤饮食、忧思郁怒、脏腑功能失调，三者相互影响，互为因果，导致气滞、痰阻、血瘀，而发为本病，日久可兼津亏、阴伤、气虚等。《素问·通评虚实论》云:"隔塞闭绝，上下不通，则暴忧之病也。"《医宗必读·反胃噎塞》云:"大抵气血亏损，复因悲思忧恚，则脾胃受伤，血液渐耗，继服 7 剂。"2000 年 4 月 14 日三诊。患者口疮几近消失。纳可，眠安，二便调，舌红，苔黄，脉沉滑。继服上方 7 剂后，口疮痊愈。

本案患者手术后出现血小板低，左侧胸腔中等量积液伴左下肺压缩性膨胀不全，形瘦面黄，餐后胸膈胀塞不适，大便时溏，舌苔薄黄腻，舌质暗红有裂纹，脉细。初诊时，周师从脾胃虚败，生化乏源入手。盖脾胃为后天之本，气血生化之源。食道癌病位又主在胃，脾胃一虚，诸证由起。故治以四君子汤合薏苡仁健脾益气和胃以补后天之本，加半夏、木香、砂仁和胃降逆、行气化痰;合参、术、苓、草为香砂六君之意，炒枳壳、炙鸡内金、地骷髅、公丁香加强和胃降逆、理气化痰之力，仙鹤草、鸡血藤、肿节风、生地榆、红景天、灵芝、花生衣、当归养血活血止血、解毒消肿抗癌。全方合用，健脾胃、益气血、和胃降逆、顺气化痰、活血止血、消肿抗癌。之后根据病情变化，或合旋覆代赭汤、八月札、莱菔子、炒六曲降逆和胃、顺气化痰，或加石见穿、炙刺猬皮、煅瓦楞子、急性子、泽漆、冬凌草、老鹳草、白花蛇舌草解毒抗癌，或加黄芪、山药加强健脾益气之功，或合沙参麦冬汤滋阴润燥。通过扶正补虚，祛邪抗癌，缓缓图治，患者血小板升高，肿瘤标志物转阴，胸水吸收，病情得到有效控制。患者带病延年，生活质量明显提高。周师善用复法大方辨治恶性肿瘤亦由此可见一斑。

〔摘自高红勤，周仲瑛.周仲瑛治疗食管恶性肿瘤验案2则〔J〕.中国中医药信息杂志，2012（7）：87–88.〕

评析：因方施量。周仲瑛教授针对病情，辨证施治、随症化裁，首诊用大方遣数药，其作用靶点众多，用量尚平和，主要以常规剂量为主，全面兼顾病情，长调效稳。

【病案4】仝小林治疗多囊卵巢综合征1例

高聪，女，19岁。2009年2月18日初诊。

主诉：间断月经不调3年。

现病史：3年前因闭经、伴体重增加10kg，至医院检查，诊断为"多囊卵巢综合征"及"高胰岛素血症"，予以艾汀、泰白、格华止治疗，3年来月经周期约30～50天。

刻下症：无明显不适，纳眠可，二便调。舌苔微腻，脉细略弦滑。BP 100/70mmHg。

月经史：末次月经1月25日。第一天经色暗红发黑，无血块、质可，经量正常。

辅助检查：PRL 8.09ng/mL，FSH 4.52mIU/mol，LH 4.46mIU/mol，E2 155pmol/L，T 1.92nmol/L，PRG 1.01nmol/L。尿常规：尿胆原3.2μmol/L。

西医诊断：多囊卵巢综合征。

中医辨证：瘀血阻络。

治法：活血化瘀。

处方：桂枝茯苓丸加减。川桂枝15g，茯苓30g，桃仁9g，酒大黄3g，当归15g，炙甘草9g，黄连30g，干姜3g。口服，制水丸，1次9g，日3次，服用3个月。

二诊：2009年8月19日。服方近半年，月经周期31天，质、色、量可，无伴痛经。纳眠可，二便调。舌边有齿痕，苔腻。

处方：2月18日方加莪术30g，苍术15g，生麻黄9g，黑附片15g，细辛15g，鹅不食草15g。口服，制水丸，1次9g，1日3次，服用3个月。

〔摘自《方药量效学·临床实践中的方药用量策略》〕

评析：因方施量。本案遣用丸药，药效缓和，长期服用，以收稳效。

四、因药施量

【病案1】风寒感冒，入里化热

长子荫潮，七岁时，感冒风寒，四五日间，身大热，舌苔黄而带黑。孺子苦服药，强与之即呕吐不止。遂单用生石膏两许，煎取清汤，分三次温饮下，病稍愈。又煎生石膏二两，亦徐徐温饮下，病又见愈。又煎生石膏三两，徐徐饮下如前，病遂全愈。夫以七岁孺子，约一昼夜间，共用生石膏六两，病愈后饮食有加，毫无寒中之弊，则石膏果大寒乎？抑微寒乎？此系愚初次重用石膏也。故第一次只用一两，且分三次服下，犹未确知石膏之性也。世之不敢重用石膏者，何妨若愚之试验加多以尽石膏之能力乎？

〔摘自《医学衷中参西录·石膏解》〕

评析： 此医案属于因服药反应中病加量的用药策略。本案患者为 7 岁孩童，故张氏首用生石膏为 1 两，有试探性的目的；病向愈，张氏加大了生石膏的用量，用至 2 两；病又见愈，张氏再次增加了生石膏的用量，用至 3 两，病遂全愈。一昼夜间，患儿共计使用生石膏 6 两，毫无寒弊。张氏这种循序渐进、因人施量、中病加量科学地探索单味药功效的方法，是值得我们学习的。

【病案 2】产后少腹肿满

贫户简保开之妻，分娩后，腹大如鼓。次日，更大。医生以普通之生化汤加减与之，日大一日，腹痛异常！

有以予为荐者。病家鉴于其临近之产后腹痛肿胀，用温补而愈者多人。以为予好用热药，未敢来请。迨延至五日，其大如瓮，几有欲破之势。且下部气不至，而坚硬矣。始延予诊。

审问其产时，胎已先死，而血与水点滴未流。予断此为水血相混，腐败成脓（如大疮然）；热极，气滞而肿也。病毒如此剧烈，非大猛烈之剂，不能攻取。深思良久，乃与桃仁承气汤合大陷胸汤与之。服后，下脓血半大桶，其臭不可响迩。腹肿消其九成，所余茶箩大者，居脐右，仍痛不可耐。予继投寻常攻痛之药，不少动。因谓病家曰："此燕师之下齐七十余城，独即墨负固为牢不可破。故不得不为抵当汤，直捣中坚，一鼓而下。"奈五月盛暑亢旱，村落水蛭颇不易得。寻觅数日，始获四五条，合虻虫如法煎服。计前后三剂中，水蛭用至二十余条，肿势日渐消尽，身体如常矣。

再三年后，此妇又连产二子——由其体质强健故尔。此症使当时稍有因循规避之见，不敢放心放胆，则命不可保矣。

去年神州医药报，有提议抵当汤内之虻虫、水蛭，药肆不备，即得之，又恐病家不愿服，欲以他药代之；有议以干漆炭代之者。夫汤名抵当，其用意，非如此猛烈，实不足充抵当之任！试观热结膀胱，桃仁承气汤中之桃仁、大黄，足以尽攻破之能事，而乃用炙甘草以缓之，桂枝以行之，盖欲以扺抗其峻利之势者也。又若热入血室，亦血热也，而不用桃仁、大黄等。从可知症有轻浅沉痼之殊，方亦有平易险峻之异。要之认症贵的，则有是症必有是方。而在识力独到者为之，亦只因势利导而已，何奇之有？

〔摘自《黎庇留经方医案（评述版）》〕

评析： 本案属有毒中药随症施量的用药策略。有是症，而用是药，我们绝不能因其毒烈之性，而放弃一些有毒中药的临床使用。

【病案3】下利腹痛之四逆证

潘少干，往逢简乡看会景，是晚住一银号。日中多饮水，以数日未大便也。睡至四鼓，大便初硬后溏，颇以得大便为快。嗣则连下三四行。次早回家，延予诊之。予以真武汤去芍药加干姜，服后，下利不减，而腹痛。下午，余复往，至则坐客为满，多系业医者。

有爱余者，行至无人处，问曰："病势如何？"予曰："有加无已。晨间无腹痛。今乃增此，非可以轻易视之也。"曰："倘难着手，幸早避去，庶免同业闲话耳。"予曰："君爱我甚厚！然今日之事，我苟不负责，则无人能治焉。前方非不对证，奈法高一丈，魔高十丈何！故当以大剂猛药为之，必效。"

遂主大剂四逆汤。病家睹方，疑信参半，延至入夜，汤成而尚未服。余又至其家，见案头置浓煎之药一碗；而聚讼纷纷，莫衷一是。余慨然曰："若药又不合，我当任其咎！"方议论间，无何而手足厥矣，无何而牙关闭矣。

乃妻彷徨无措。余命将药渐次灌之，并速其再煎一剂；汤未成，而病者能言，叹息不已。然手足未暖，又疴。余趋进此剂，并与饭焦茶，疴遂告止。

〔摘自《黎庇留经方医案（评述版）》〕

评析： 本案属因服药反应施量的用药策略。前者黎氏用真武汤去芍药加干姜，已初具四逆汤之原型，服后"下利不减，而腹痛"，引来众医议论，黎氏诊查后，认为"前方非不对证，奈法高一丈，魔高十丈何！故当以大剂猛药为之，必效。"遂调整方药，改用大剂四逆汤，病症瘁愈。本案也说明了病情与用药物剂量之间的关系，若病重药轻，有时会适得其反，正如清·余霖曰"治病犹用兵也，小固不可以敌大，弱固不可以敌强，病大药小，反增其势"（《疫疹一得》）。

【病案4】腹痛峻下例

右滩黄菊舫之之次子舟恍，年十五。于四月间，患发热，口渴，咳，不大便三四日。医治十余日，不愈，始延予诊。以大柴胡汤之有大黄者，退热止咳——其咳为胃热乘肺也。

五月初四，其热退尽，可食饭，佐膳惟青菜而已。初六晚，因食过饱，夜半腹痛甚，手足躁扰，循衣摸床，床中之钱，摸入口竟可咬碎。越日午刻，乞余往诊。余至时，见其无钱可咬，则自咬其臂。双目紧闭，惕然不安，一种怪状，令人骇异。余命其开目相视，但露白眼，黑睛全无。其母惊问何故？予曰："此阳明悍气之病也。夫彪悍滑疾之气，上走空窍，目系牵引，以故黑睛上窜也。"曰："如此可治否？"予曰："急下则可。然事如救焚，稍缓则无及也。"即主以大承气汤；嘱其速煎速服，期在大下，乃有生机。其母危惧万状，留余坐守，医护勿间，时钟声正三响也，即服大承气一剂；四句钟，未得下，再与大承气一剂；五句钟，依然未动，再与前方，加多大黄四钱，各药亦照加。六句钟再诊，仍无复动于中，手足未静，再以此方加重。七句钟诊之，始见腹中雷鸣，转矢气，知有欲下之势。当乘机穷追直下，须臾不可缓。惟大承气已四剂，至是，则似宜筹一善策，内外夹攻，期在顽敌必溃。乃将此四剂药渣，合并煎热，半敷脐部，半熏谷道。如是不及二十分钟，即下黑粪如泥浆者一大盆。照例，大承气所下者如水；乃连服四剂，仅得如泥浆之物。其悍热之凶险，于以可知！

时医动谓富贵家最喜平和之药，而恶攻伐之剂。顾此证数小时内，连服大承气四五剂，则医顾当以病为重，而不当投病家之所好也——盖非此不足以折其病势，而保其生机。宜张隐庵认此为急宜峻下之悍气也。然非读书理透，则绝无此胆识；且非病家信任之笃，亦不敢肩此重负也。

迨至下后，手足安宁，是晚复能酣睡。次早诊之，手足如常，惟开目依然白眼。其母颇以为忧。余曰："大势已定，毋庸再下。但热极伤络，燥极伤阴。筋失阴液之养，故目系紧急也。今日之事，养阴为上。"为订竹叶石膏汤去半夏加竹茹，自后或黄连阿胶汤，或芍药甘草汤加竹茹、丝瓜络之类。服至十五日早，黑睛渐露一线，如眉月初出。十六七日，复露其半；十八早，睛已全现，可顾盼自如矣。其母大喜，余亦如释重负。留医至此，余即告辞回馆。由是每日延诊调养，数日举动健复。是役也，惊心动魄，殚精心悴志。盖亦由感其依赖诚笃，乃能竭力以赴，而获底于成。

〔摘自《黎庇留经方医案（评述版）》〕

评析：此案属因服药反应后不效增量的用药策略。该案患者"但露白眼，黑睛全无"，属阳明三急下之"目中不了了，睛不和"，故当以大承气汤急下之。难能可贵的是，黎氏在大承气一剂不行、二剂不行后，能够谨守病机，坚定不移，调整剂量，至四剂见效，这是值得我们学习的，这也有赖于患者家属的信任。该病案提示我们：临床上方药不达到一定的量就没有一定的效，只要我们辨证准确，持之以恒、调整用量，就会获得一定的效。

【病案5】暑温夹风（流行性乙型脑炎）

傅某，女，30岁，1956年8月25日住院，诊断为流行性乙型脑炎。住院检查摘要：（略）。

病程与治疗：病已六日，初起头痛如裂，身微痛，高烧恶寒，食欲不振。曾连服大剂辛凉甘寒及犀、羚、牛黄、至宝、紫雪、安宫诸品，病势始终不减，并迅速发展。会诊时仍持续高烧，头剧痛，身微痛，头有微汗而身无汗，呕吐，下利灰白稀水，腹不痛，小便短黄，神倦目涩，烦闷，口苦，渴不思饮，舌苔薄白，中心黄腻，边质红，月经刚过十日，今日再见，脉象两寸浮数，右关沉数短涩，左关弦数，两尺沉数。观其脉证原属暑温夹风，其头身痛、脉浮系乎风，其心烦、舌赤苔黄、口渴发热由于暑，因服寒凉太过，冰伏其邪留而不解，脾胃受伤，热入厥阴，迫血妄行，并乘虚而内陷阳明、太阴，形成两脏（太阴脾经、厥阴肝经）一腑（阳明胃经）并病，此时急需温太阴、清厥阴、和阳明，温清和三法并用。方以二香、左金合苦辛为治。

处方：鲜藿香三钱，香薷二钱，川黄连一钱五分，吴茱萸五分，法半夏三钱，郁金二钱，佩兰三钱，钩藤四钱，蒺藜四钱，鲜佩兰叶一两，竹茹三钱，生姜二钱，伏龙肝二两（先煎取澄清液煎药）。浓煎，取80毫升，每服10毫升，一小时一服，因吐甚不纳，故少量而频进。一剂诸证皆平，后以调和脾胃养阴益气而愈。

原书按：本方乃苦、辛、温合成，三焦并治之法。由于胃逆过甚，饮水不纳，所以减少药量，使其徐徐浸入，以期受纳吸收。再由于病势严重，治不宜缓，所以药需频进，每小时 10 毫升，量不过重，运药之力亦强。在这类情况下，采取量少速进的服药方法，每易见效。

〔摘自《蒲辅周医案·内科治验》〕

评析：该案属因服法施量的用药策略。临床上对于一些脾胃虚弱的急危重症，采用量少频服的方法，是保持血药浓度的一种方法，值得我们学习。

【病案 6】气虚表里不和肠痨案

赵某，女，22 岁。

病已经年，曾在天津中央医院治疗，诊断为肠结核症。肠鸣腹痛，大便溏泻，日行三、五次，且有黏液。胸胁胀满，呕逆不思食，每日下午自觉发热，小溲短赤。苔白质淡，六脉沉细而数。

辨证立法：经云："清气在下，则生飧泄；浊气在上，则生月真胀。"脾气宜升，胃气宜降，升降失调，既胀且泻，病患经年，正气已虚，表里不和，寒热时作，拟升清降浊调和表里法治之。

处方：醋柴胡 5g，苍术炭 6g，赤茯苓 10g，赤白芍各 6g，白术炭 6g，赤小豆 20g，炒吴萸 5g，扁豆花 10g，炒黄连 5g，血余炭（禹余粮 10g 同布包）5g，扁豆衣 10g，米党参 6g，车前子 10g，怀山药 25g，建莲肉 15g，姜厚朴 5g，御米壳 12g，炙草梢 3g，姜半夏 6g。

二诊：前方服二剂，药效未显。前方去扁豆花、扁豆衣，改白扁豆 30g，去车前子、滑石块，加姜竹茹 6g，陈皮炭 6g，服六剂再诊。

三诊：服药四剂，尚有二剂未服，寒热已退，呕逆亦减，大便次数已少，但仍溏泻，肠鸣依然，因需赴津一行，故来求诊。前方未服之药仍要服完，再拟一方，必进十剂。

处方：怀山药 25g，白扁豆 30g，五味子 3g，苍术炭 6g，黄连（吴萸 5g 同炒）5g，白术炭 6g，血余炭（禹余粮 10g 同布包）6g，党参 10g，莲肉 12g，御米壳 12g，云苓块 12g，姜半夏 6g，厚朴 3g，干姜炭 3g，炒白芍 6g，炙草梢 3g。

四诊：去津半月，共服十二剂，诸症大为好转，腹痛肠鸣已止，大便一日一次，已呈软便，食欲渐增，呕逆已止，精神旺健，拟常方巩固疗效。

处方：米党参 10g，云苓块 10g，干姜炭 3g，白扁豆 30g，怀山药 25g，五味子 3g，苍术炭 6g，霞天曲 6g，白术炭 6g，半夏曲 6g，黄连（吴萸 5g 同炒）5g，焦薏仁 15g，建莲肉 15g，砂仁壳 3g，炙甘草 3g。

原书按：施师常嘱："凡属慢性病，绝非数剂即愈，患者求愈心切，每服二、三剂，未及显效，即欲改方，而医者若无主见，屡易方剂，必致步骤紊乱。古人所谓：辨证难，守方更难。病有规律，医有治法，辨证精确，胸有成竹，常见初服无效，再服则效显。"

〔摘自《施今墨临床经验集·内科疾病·消化系统病》〕

评析：该案充分展示了施老据服药反应后，无效则调整方药，见效则持续给药的慢性病用药策略。

【病案 7】全小林治疗心力衰竭 1 例

蔡某，女，44 岁。2008 年 3 月 3 日初诊。

现病史：胸闷、气短数日。曾进行强心、利尿、扩血管等西医常规治疗，诸症无缓解。

刻下症：胸闷喘憋，心慌气短，不能平卧。双下肢浮肿、疼痛。腹部振水声明显，双目失明。眠差，不易入睡，大便干，排便困难，小便量少。舌淡有齿痕，苔水滑，舌下络脉瘀滞。脉结代、沉略滑。BP 135/80mmHg。

既往史：糖尿病，糖尿病肾病，脑血栓，高血压病，痛风 20 年。

辅助检查：FBG 5.3mmol/L，2hPG 6.7mmol/L，TG 2.51mmol/L，CHO 6.86mmol/L。尿常规：PRO（3+）。B 超示：左室松弛功能降低，二尖瓣轻度反流。

西医诊断：心力衰竭。

处方：真武汤加减。茯苓 150g，附片 30g（先煎 4 小时），干姜 30g，炒白术 60g，川桂枝 30g，肉苁蓉 60g，酒军 15g（单包），丹参 30g，急煎 1 剂，嘱分四次服用。

二诊：2008 年 3 月 4 日。胸闷、气短明显好转，遂予原方继服，日 1 剂分 2 次服。

〔摘自《方药量效学·临床实践中的方药用量策略》〕

【病案 8】全小林治疗糖尿病自主神经病变 1 例

患者周某，男，43 岁。2006 年 12 月 20 日初诊。

主诉：血糖升高 5 年余，呕吐半年就诊。

现病史：患者于 2003 年发现空腹血糖升高，当地医院诊断为糖尿病，间断口服药物治疗，平日未规律用药，未监测血糖。半年前无明显诱因出现呕吐，反复发作不愈。半年内体重下降 15kg。

刻下症：呕吐，食入或饮水即吐，伴恶心、反酸，无腹胀，乏力、口苦甚，纳少，舌底红苔腐，脉弦。

西医诊断：糖尿病自主神经病变。

处方：小半夏加茯苓汤合苏叶黄连汤加减。茯苓 60g，清半夏 30g，干姜 15g，枳实 12g，炒白术 30g，苏叶 15g，黄连 30g，酒大黄 3g。

服上方 2 剂后，已基本止呕，服 5 剂后呕吐得愈，无恶心、反酸，略有腹胀，纳眠可。体重较服药前增加 1.5kg。后多次复诊，患者未发生呕吐，门诊治疗以控制血糖为主。

〔摘自《方药量效学·临床实践中的方药用量策略》〕

评析：因药性施量。病案 7 患者呈现心肾阳衰，水湿泛滥之象，病情危急，须于一两剂间扭转病势，方中重用茯苓 150g，急以治标，力挽狂澜，以求迅速利水之效。病案 8 患者脾不升清，胃不降浊，升降逆乱，以致恶心、食入即吐，方用茯苓 60g 以健脾和中，脾气健运，则痰饮蠲除，呕吐止。茯苓为药食同源之品，剂量不拘泥小剂轻剂，即是大剂重剂亦可放心应用。

【病案 9】仝小林治疗糖尿病重症周围神经病变 1 例

患者，男，47 岁。

主诉：双下肢剧烈疼痛 1 年。

现病史：10 年前诊断为"糖尿病"，1 年前出现双下肢剧痛，逐渐加重。

刻下症：双下肢疼痛麻木，因疼痛无法入睡，服布洛芬、卡马西平等西药及中药蜈蚣、全蝎等无效。手足及下肢冰冷，如浸冷水。

西医诊断：糖尿病周围神经病变。

中医辨证：寒凝血瘀，经络不通。

治法：温通止痛。

处方：乌头汤合黄芪桂枝五物汤加减。制马钱子（分冲）1.5g，制乳香 9g，制没药 9g，生麻黄 30g，制川乌（先煎）45g，黄芪 60g，川桂枝 45g，白芍 30g，鸡血藤 30g。水煎服，1 剂药分 5 次服用。

〔摘自刘文科，仝小林，王帅 . 从病例谈方药用量策略 . 环球中医药，2012，（06）：405-409.〕

评析：因药性施量。制马钱子属剧毒之品，其剂量范围较窄，一般用量为 0.3~0.6g（2015 年版《中国药典》），不宜重用，且用量应谨慎，仝小林教授在临床中曾用最大剂量为 3g。

【病案 10】仝小林治疗糖尿病 1 例

患者，男，36 岁。

主诉：血糖升高 1 月。

刻下症：口渴，口苦，易上火，乏力。小便频数，大便偏干。舌红、苔黄，脉滑数。

辅助检查：2hPG 34.99mmol/L。

西医诊断：糖尿病。

中医辨证：中焦热盛。

治法：清热泻火。

处方：大黄黄连泻心汤加味。黄连 90g，酒大黄 3g，黄芩 30g，知母 60g，山萸肉 30g，葛根 30g，西洋参 9g，桑叶 30g，生姜 30g。水煎服。

上方加减，服药 14 剂，口渴尿频等症明显减轻。查空腹血糖 6 ~ 7mmol/L，餐后 2 小时血糖 9 ~ 12mmol/L。服药期间未现任何不适。黄连减为 30g，以上方加减，继服 1 月余，血糖控制基本达标。

〔摘自《方药量效学·临床实践中的方药用量策略》〕

评析：因配伍施量。患者中焦火毒鸱张，遣以大黄黄连泻心汤加减方，非重剂黄连不能折其火势，否则犹如杯水车薪。然黄连性苦寒，自古多识其有苦寒败胃之虞，医家对其应用较为谨慎，《中国药典》规定其用量为 2 ~ 5g。"苦寒伤胃"主要指败伤脾胃阳气，阳气一伤，中焦冰伏，气机不得运转，从而变生种种病证。配伍辛温之品，一方面以辛温佐制苦寒，是谓去其性而取其用，另一方面，辛温与苦寒并用，取辛开苦降之意，对于开畅气机、燮理中焦尤为合宜。因姜擅走胃经，故临床尤其常用干姜或生姜与黄连配伍。仝教授经过长期实践，摸索出黄连与干姜的常用比例为 6∶1，黄连与生姜的常用比例为 4∶1，脾胃虚弱的患者可增加生姜或干姜的用量，使黄连与姜比例达到 2∶1 甚则 1∶1。另外，通过在处方中配伍臣药知母、黄芩一类清热之品，能够协同增强黄连清热泻火之功，黄连用量可相对减少。恰当的配伍是解决黄连短程大剂量及长期应用过程中苦寒伤胃问题的关键所在，上案重用黄连 90g，配伍生姜 30g 顾护中焦。

【病案 11】张灿玾治疗湿热痹 1 例

诸某，男，青年。

现病史：患者初发热恶寒，关节疼痛，继而高热不退，卧床不起，关节活动困难，全身瘫软。经多次会诊，诊为"湿热痹"，服药十余日效果欠佳。

刻下症：高烧不退，卧床不能活动，面色憔悴，痛苦难耐，面红唇燥，大便不畅，小便黄，口渴，舌红，体胖大，苔黄腻，布满全舌，如豆渣状，底部似粉腻状，表面粗糙，脉沉而有力。

中医诊断：痹证。

中医辨证：湿遏热伏，滞留不去，经络不通，湿气阻遏，真阳不布，高热者，邪火也，且真阳不布则湿气不化。

治法：通阳化湿。

处方：桂枝芍药知母汤。桂枝三钱，白芍三钱，麻黄一钱，白术五钱，知母四钱，防风三钱，制附子一钱，生甘草二钱，生姜三片。水煎温服。

二诊：服一剂后，病情无恶化之势，患者自觉有舒适感，舌面粗苔有松动意。共议病情似有转机，此方之思路对证，我意附子可加一钱半，于是共议委我为治，遂按前方，将附子加至一钱半，余药不变。

三诊：继服一剂后，病情显示有转机，舌苔松动，体温略有下降，患者自觉舒适，遂将附子增至二钱，继服。

四诊：继服二剂后，体温逐步下降，舌面厚苔已开，呈片状剥脱，患者可自行转动肢体，脉象亦渐转平稳。是则真阳已有布达之力，湿热之邪亦逐步转化，后方遂将附子逐渐加大，盖附子虽可扶阳，而终为辛热之药，为防其劫阴，遂将知母与白芍用量亦加大，继续服用。

经服上方，病情已明显好转，附子用量最后加至八钱，知母与白芍亦相应加大，服至十余剂时，舌上厚苔已成片脱落，体温亦降至正常，患者可以下地稍作活动，病情转入恢复期，逐步减少药量，终至完全恢复。

原书按：此病始以一般痹证施治，故不效，实则热痹也，今称风湿热，如《素问·生气通天论》所谓："湿热不攘，大筋緛短，小筋弛长，緛短为拘，弛长为痿。"正合此意。患者高烧而用附子者，真阳不布，邪热愈炽也，真阳布，则湿热化，陈修园所谓"日月出矣，而爝火不息"，与此病亦合。

〔摘自《张灿玾医论医案纂要》〕

评析： 该案属有毒中药附子配伍施量。本案患者属真阳不布，湿热裹挟之湿热痹，张老重用附子意欲布散真阳，湿热深化，其疗效明显，但附子毕竟为大辛大热之品，大剂使用有伤阴之弊，故张老配伍白芍、知母等滋阴之品，制约其弊，此属配伍施量之意也。

【病案 12】仝小林治疗周身疼痛、怕冷

患者，女，34 岁。

主诉：周身疼痛怕冷 2 年。

现病史：2 年前因产后受风致周身疼痛怕冷，多处求诊无效。

刻下症：周身针刺样疼痛，怕冷甚，暑伏季仍需穿两件厚衣裤，冬季不敢出门。活动易出汗。

中医辨证：血虚络瘀。

治法：养血通络止痛。

处方：乌头汤合黄芪桂枝五物汤加减。制川乌 30g，黄芪 45g，桂枝 30g，白芍 45g，鸡血藤 30g，当归 20g，羌活 30g，防风 12g，炙甘草 15g，生姜 3 片。水煎服。

服药 1 月，症状无改善，仍周身疼痛怕冷明显。上方制川乌增量至 45g，加独活 30g。继服药 1 月，症状改善仍不明显，继续将制川乌增量至 60g。1 月后复诊，患者诉周身冷痛明显减轻，药已中病，继服已收全功。

〔摘自刘文科，仝小林，王帅.从病例谈方药用量策略.环球中医药，2012，（06）：405-409.〕

评析：因服药反应调整用量。患者最初服药 2 月，虽未见功，却也无其他不适，确系辨证无误，故将制川乌不断增量，终以撼病。此案是根据病者服药后的反应不断调整用量，系不效增量，以知为度。

【病案 13】仝小林治疗胃癌术后

宋某，男，60 岁，2009 年 4 月 15 日初诊。

主诉：胃癌术后半年余，化疗 5 次。

现病史：患者 2008 年 8 月 14 日发现并确诊胃癌，8 月 21 日切除 2/3 胃，术后开始化疗，每隔 21 天化疗 1 次，共化疗 5 次，因副反应过于剧烈而停止化疗。

刻下症：饮食稍有不当则胃痛，术后刀口处有硬结。胃脘痞满胀痛。纳眠可，二便调。舌红，苔厚腐，底瘀，脉小滑数。BP 120 ~ 130/90mmHg。

西医诊断：胃癌术后。

处方：大黄黄连泻心汤加味。黄连 15g，酒大黄（单包）6g，生薏仁 120g，炒白术 30g，干蟾皮 9g，蒲公英 30g，白及 15g，生姜 3 片。14 剂，水煎服，日 1 剂。

另，六味地黄丸，1 次 1 丸，1 日 3 次，含化服下。

二诊：2009 年 4 月 29 日。服药后诸症改善，胃痛次数减少，乏力较前好转。视物模糊，怕冷怕热，后背酸痛，手指尖略有麻木，刀口处坐时疼痛。纳可，眠欠差。二便调，夜尿 2 次。舌苔厚腐、舌底瘀闭，脉细数。BP 115/75mmHg。

处方：上方加三七 30g，刺猬皮 15g，28 剂，水煎服，日 1 剂。

三诊：2009 年 6 月。服上方 28 剂，胃痛大减，乏力好转，怕冷怕热消失，后背酸痛消失，手指麻木减轻，刀口硬结减小50%，瘢痕减轻。纳眠可，二便调。舌可，脉沉。

处方：黄连30g，生薏仁120g，酒大黄（单包）6g，干蟾皮9g，莪术30g，三七30g，刺猬皮30g，生姜5大片。14剂，水煎服。1日1剂，服上方3个月，舌苔变薄，手术刀口愈合良好，自觉有力量。

〔摘自《方药量效学·临床实践中的方药用量策略》〕

评析：根据服药反应调整用量。患者胃癌术后半年，化疗5次，正气已亏，虚热内生。其属于消化系统疾病，病理中心主要在"胃肠"，治疗多以辛开苦降，通腑降逆为主，胃气以降为顺，以通为补，应用大黄黄连泻心汤以清热除痞，和胃止痛。此方中，大黄苦寒以泻入里之紧，（紧即为邪，为痞的意思，《伤寒论》第151条云："脉浮而紧，而复下之，紧反入里，则作痞。"即是此意）黄连苦燥以开虚格之气，而病证可除矣。大黄虽有攻坚破结之功用，用麻沸汤渍之，取气弃味，变沉降为轻扬之性，亦非泻下有形之邪而功在泄热除痞，扬长避短，去其寒凉泻下之性而存其清热除痞之用，徐灵胎曰："此服法之最奇者，不取煎而取泡，欲其轻扬清淡以涤上焦之邪。"仲景之良苦用心，可见一斑。黄连性大苦大寒，恐其配伍大黄矫枉过正，苦燥伤津，损及脾胃，故初用量15g以试其效，中病显效后遂加量至30g，方求一鼓作气，乘胜追击，拔其沉疴撼其重疾。

【病案14】仝小林治疗肝脏弥漫性病变并发右肾囊肿

张某，男，68岁。2008年12月3日初诊。

主诉：肝脏弥漫性病变、右肾囊肿3月余。

现病史：2005年体检发现"小三阳"，间断服药，未予以系统治疗。

刻下症：右肾疼痛，左膝关节受力时偶有疼痛。纳眠可，大便调，日行1次，夜尿3～4次。舌暗，脉弦硬偏数。

辅助检查：双肺、心、膈未见明显异常，CEA（－），CA199（－）。

处方：赤芍30g，丹参30g，酒大黄3g（单包），水蛭粉3g（分冲），香橼9g，虎杖9g，莪术6g，三棱6g。汤剂，水煎服。

二诊：2008年1月7日。服上方后，右肾疼痛减轻七八成，肝区仍针刺样疼痛。左膝时有发酸。纳可，眠差，每日4～5小时。夜尿4～5次，大便日行3～4次，质稀。舌细颤，脉弦数硬。

处方：2月3日方加干蟾皮9g，壁虎15g，黑蚂蚁10g。

三诊：2009年3月4日。右侧肾区疼痛基本消失。偶有肝区针刺样疼痛，眠差。大便调，夜尿3～4次。舌质暗，苔白厚，舌底瘀滞。辅助检查：腹部B超：肝弥漫性病变，胆囊壁毛粗糙，脾轻度肿大，右肾囊性占位。血常规：血红蛋白168g/L，红细胞平均血红蛋白含量33.8pg，红细胞平均血红蛋白浓度380g/L，总前列腺抗原0.846ng/mL，甲脂蛋白2.74U/mol，癌胚抗原0.94ng/mL，糖类抗原199 25.58U/mol。肝功：AST 45U/L，ALT 56U/L，球蛋白37.3g/L。

处方：2008年12月3日方加广郁金15g，五味子9g，莪术增至15g。

四诊：2009 年 6 月 17 日。服上方后腹泻，日行 3 ~ 4 次、不成形，小便色黄，夜尿 4 ~ 5 次。余无明显不适。舌质暗、底瘀，舌根苔白厚，脉沉略滑偏虚。

处方：2008 年 12 月 3 日方减香橼、虎杖，加黑蚂蚁 15g，灵芝 9g，鬼箭羽 30g。

〔摘自《方药量效学·临床实践中的方药用量策略》〕

评析：因服药反应调整用量。虎杖，性苦、酸、微寒，归肝胆经，具有活血散瘀、祛风通络；清热利湿、解毒等功效。香橼性辛、苦、酸、温，归肝、肺、脾经，功能理气降逆。本案患者肝脏弥漫性病变，用以上两药，清肝胆湿热，疏理肝气而止肝区疼痛，三诊、四诊方见起效，故减药，谨守"中病即止"用量原则。

【病案 15】仝小林治疗糖尿病并发腹泻

余某，女，65 岁。

主诉：糖尿病 5 年，伴腹泻时作。

现病史：5 年前发现糖尿病，未予任何降糖药物治疗，血糖维持尚可。5 年间患者腹泻时作频发。

刻下症：腹泻，日行 3 次，伴怕热。自觉手足心热。口干乏力，头晕头痛，皮肤瘙痒。舌暗红、边有齿痕、苔薄白，脉沉细弦数。

西医诊断：糖尿病、腹泻。

处方：葛根芩连汤加减。葛根 30g，黄连 30g，黄芩 30g，干姜 6g，怀牛膝 30g，天麻 15g，地龙 15g，柴胡 9g。

二诊：服药 14 剂后，便溏次数减少，日行 1 ~ 2 次。怕热、头晕头痛及皮肤瘙痒症状消失。

处方：上方黄连减为 15g。

患者再服药 14 剂后大便正常。

〔摘自苏浩，翟翌，王皖洁，等. 仝小林辨治糖尿病性腹泻经验. 辽宁中医杂志，2009，（08）：1273-1274.〕

评析：根据服药反应调整用量。患者脾失健运，水湿停聚，郁久化热，湿热之邪积于胃肠，使传化失常，故腹泻。热聚于内，易耗气伤津，故怕热，口干乏力，手足心热。热为阳邪，其性炎上，上扰神明，故头晕头痛。湿性黏滞，与热互结，留于肌表皮肤则皮肤瘙痒。方中葛根，味甘辛而性平，入脾、胃经，既能解肌热，又能清肠热，还可升发脾胃清阳之气而止泻；柴胡亦能升阳，与葛根相配升阳而止泻；黄连味大苦，性寒而燥，如徐灵台所说"黄连至苦而反至寒，则得火之味与水之性，故能除水火相乱之病，水火相乱者湿热是也……惟黄连能以苦燥湿，以寒除热，一举而两得焉。"黄芩味苦性凉，能清胃肠之热，坚阴以止泻，方中配伍干姜顾护脾胃。二诊时，患者便溏次数减少至日行 1 ~ 2 次，可谓全方中病显效，谨守"中病即减"的用量原则，趁势落篷，减少黄连用量继服 14 剂以巩固药效，乃至药到病除。

【病案 16】郭子光治疗心力衰竭

黄某，男，62 岁。1994 年 1 月 9 日初诊。

现病史：患者长期存在先天性心脏病，心房间隔缺损，未做手术治疗，继后又出现完全性右束支传导阻滞、频发室性早搏，因心功能不全发生浮肿，多次住院治疗。

刻下症：全身浮肿，下肢肿甚而厥冷，按之如泥，心悸、气短殊甚，不能行走，甚至无力完成洗脸、穿鞋等动作，胸闷胀作痛，咳嗽痰少，头晕，自汗出，不欲食，腹中痞满，小便少。察其面色苍暗，精神萎靡，唇甲青紫，语音低而断续，舌质紫暗苔薄白腻，脉呈屋漏之象。

西医诊断：心力衰竭。

中医辨证：阳衰阴盛，寒凝血瘀，气虚欲脱。

治法：温阳益气，利水活血。

处方：真武汤合生脉散加味。制附片 20g，茯苓 20g，白术 20g，白芍 15g，生姜 20g，红参 15g，五味子 12g，麦冬 20g，黄芪 60g，桂枝 15g，丹参 20g。水煎服，4 剂，嘱低盐饮食。

二诊：1 月 14 日。浮肿尽消，只足踝部尚有轻度浮肿，能下床在室内行走，小便量增加，诸证缓解，舌质紫，苔薄白润，脉缓细沉而结代，参伍不调，未见屋漏之象，是气阳回复，阴寒消退之征，上方减黄芪为 40g，茯苓、白术为 15g，继续与服。

治疗观察 2 月余，过程中浮肿两次反复，加重黄芪 60～80g，茯苓、白术各 20g，则尿量增多，浮肿又消退。惟脉象结代而参伍不调，始终如故，表明病根未除。

〔摘自郭子光．心律失常的凭脉辨治．成都中医药大学学报，1996，（01）：8-13.〕

评析：综合策略，灵活施量病案。患者因先心病未得治疗迁延发生心力衰竭，以至全身浮肿，难以活动。方中重用黄芪配伍茯苓、白术，益气补中、利水消肿，黄芪起始用 60g，治疗过程中浮肿消退，故减量，后病情反复，再次加重其用量。本案体现了"因服药后反应施量"这一策略，综合"中病减量""不效增量"二策，以提醒医生在处方后应密切观察患者病情变化，及时调整处方或药量。另外在门诊时，还需多与患者交流病情变化，嘱其按时复诊，避免"方不中病"或"量不中病"，才能进一步提高临床疗效。

【病案 17】仝小林治疗糖尿病自主神经病变

卫某，女，53 岁。2007 年 9 月 15 日初诊。

主诉：发现血糖升高 11 年，近 1 年加重伴呕吐。

现病史：1999 年因消瘦、乏力于医院就诊查 FBG 19mmol/L，确诊为 2 型糖尿病，口服降糖药控制血糖，2003 年开始使用胰岛素治疗。近 1 年时恶心呕吐。

刻下症：消瘦，视物模糊，恶心呕吐，呕吐为胃内容物、胆汁，呕吐严重时呕吐物呈咖啡色。

既往史：高血压，高脂血。

家族史：父亲母亲患糖尿病。

辅助检查：FBG 5.9mmol/L，2hPG 9mmol/L。

西医诊断：糖尿病自主神经病变。

处方：附子 30g（先煎 8 小时），干姜 15g，茯苓 120g，炒白术 30g，红参 15g（单煎兑入），清半夏 30g，旋覆花 15g（包煎），代赭石 15g（先煎），黄连 30g，炙甘草

15g，生大黄 15g（单包），肉苁蓉 30g。4 剂，水煎频服。

二诊：2007 年 9 月 17 日。服上方后诸症状明显减轻。药后 2 日行便，先干后稀，今日行便，质偏稀。药后 2 日进食，至今未出现呕吐，纳可，时伴有烧心感。舌暗红、苔薄黄腻、舌下静脉曲张，脉沉细弦、重按无力。

处方：9 月 15 日方，加锁阳 30g，蜂蜜 30g，生大黄减为 9g。

〔摘自周丽波，潘秋，段娟等. 附子类方治疗糖尿病并发症验案举隅. 辽宁中医杂志，2010，（06）：1130-1131.〕

评析： 根据服药反应施量病案。患者服药后大便质偏稀，据患者服药后的反应，调整处方用量，将生大黄减至 9g，防其苦寒太过而致泻。

【病案 18】仝小林治疗糖尿病自主神经病变

卫某，女，54 岁。

主诉：糖尿病 8 年，伴间断呕吐 2 年。

现病史：8 年前发现血糖升高，诊断为"糖尿病"，近 2 年出现呕吐。

刻下症：恶心，间断呕吐，饮食进水均会引起呕吐，呕吐胃内容物或胆汁。面色暗淡，形体消瘦，弓背垂颈，由家人背入诊室。

个人史：身高 165cm，体重 41kg，BMI 15kg/m^2。

辅助检查：FBG 5.9mmol/L，2hPG 9mmol/L。

西医诊断：糖尿病自主神经病变。

处方：附子理中汤、半夏泻心汤、旋覆代赭汤合方加减。黑附片 30g（先煎 4 小时），红参 15g，茯苓 120g，炒白术 30g，干姜 15g，代赭石 15g（先煎），旋覆花 15g（包煎），生大黄 15g（包煎），黄连 30g，炙甘草 15g，清半夏 30g，肉苁蓉 30g，蜂蜜 50g。嘱少量频服。

二诊：服上方 2 剂后，呕吐即止，可以进食少许，大便亦行，质初干后稀。就诊时可自行步入诊室。服药期间检查肝肾功能，各项指标均未见异常。

患者前后共服药 39 剂，服至 25 剂时，患者未再呕吐，偶有胃部不适及干呕，病入坦途，渐入佳境，此后面色转佳，行动自如，犹如常人。

〔摘自《方药量效学·临床实践中的方药用量策略》〕

评析： 此患为糖尿病自主神经病变，属寒热互结、上热下寒之急危重症，症见饮水食入即吐，故嘱患者少量频服，旨在试药的同时，保证血药浓度，蜂蜜调补脾胃，缓急止痛，方中施量 50g 以助药消化吸收，补中悦脾。附子配人参，将相相和，刚柔互济，走守相辅，不可或缺。附子配大黄，药性尤为刚猛强悍，虽一热一寒，却同走不守，寒热并用，有攻补兼施之效。《景岳全书》中谓："夫人参、熟地、附子、大黄，实乃药中四维……人参、熟地，治世之良相也；附子、大黄者，乱世之良将也。"另有代赭石配旋覆花降逆止呕，干姜配黄连，共达辛开苦降、寒热互调之功。笔者认为如自主神经病变（胃肠病变）等危重症，方药宜少量多次频服，能够保证入药后较高的血药浓度，以达药效；病程短暂、病势轻浅者，尽予一方往往多效；而病程长久，病机复杂者，则须与他方相合而取效。合方之时必先抓主症，主症不显时宜综合所见诸症分析，以断病机所在，务求病机相合，主症兼症相适。本案用附子理中汤、半夏泻心汤、旋覆代赭汤合方加减，以收全效。

【病案 19】汪承柏治疗急性肝炎

杜某，男性，40 岁。1981 年 9 月 14 日初诊。

主诉：乏力、尿黄 2 周。于 1981 年 6 月 20 日开始感乏力，伴有咽痛、流涕，同时发现尿黄。2 周后查血，ALT>500U（正常 <300U），以"急性肝炎"收入院。其兄患过肝炎。

查体：有不典型肝掌，心肺未见异常，肝剑突下 3.0cm，质中等，腹水征阴性。

辅助检查：ATL>500U，TBIL 38mol/L，白蛋白 / 球蛋白（A/G）45/20g/L，比值 2.25，蛋白电泳 EP 中白蛋白 64%，γ - 球蛋白 16.3%。HBsAg>1 ：256，HBeAg（－），抗 –HBc 1 ：1000。B 超提示肝脾大。

治疗经过：用清热解毒中药、6912 注射液（由黄芩、黄连、黄柏等苦寒药物组成）、白蛋白、冻干血浆、输血 600mL 等治疗，但黄疸仍进行性加深（TBIL 401μmol/L），PA 41.5%，出现重度腹胀、大量腹水，转入我科。

西医诊断：乙型慢性活动性肝炎，重症胆汁淤积，失代偿性肝硬化。

现症见：恶心未吐，脘腹胀满，纳少（餐食半两），食后脘胀加重，腹胀，大便不爽，日行 10 余次，后重下坠，低热（午后体温 37.5 ~ 37.8℃），皮肤瘙痒，抓后有出血点，口不渴，不欲饮，小便不利，大量腹水（腹围 79cm）。苔黄腻，脉弦滑。

中医辨证：湿邪弥散三焦。

处方：杏仁 15g，滑石 15g，生薏苡仁 30g，赤芍 30g，黄芩 15g，豆蔻 15g，葛根 30g，丹参 30g，石菖蒲 15g，泽泻 30g，香橼 15g，车前草 15g，升麻 6g，木香 9g。

二诊：1981 年 9 月 25 日。服上方后诸症未缓解，TBiL 升至 453μmol/L，原方中将赤芍加至 90g。

三诊：1981 年 10 月 12 日。大便日行 1 ~ 2 次，腹水消退，腹围 68cm，餐食量 2 ~ 3 两，TBIL 212μmol/L，PA 79%。续原方。

四诊：1981 年 12 月 17 日。诸症消失，TBIL 26μmol/L，ATL<30U。带原方出院继续治疗。

〔摘自《方药量效学·临床实践中的方药用量策略》〕

评析：本案主要是重用赤芍（90g）治疗重症淤胆性肝病。在开始治疗时，赤芍仅用 30g，患者服药 10 剂，诸症未能缓解，于是在二诊时，汪承柏医生将赤芍的用量直接增大至 90g。患者服药 17 日，腹水消退，餐食增加，总胆红素大幅度下降。效不更方。守原方再进 2 个月，诸症消失，临床痊愈。

附　经方最佳用量选择临床策略的专家共识 ▷▷▷▷

几千年来，中医学在维护中国人民身体健康和治疗疾病中做出了巨大贡献。然而，中医药的发展存在许多问题，其中最根本的问题是疗效问题！中医临床治疗是一个复杂的过程，表现为"理论－方法－配方－药物－剂量"，其中配方药有特定的中药剂量。古语有云："中医不传之秘在于量"，说明剂量直接关乎临床疗效。在辨证准确、药材质量保障的前提下，合理用量是决定临床疗效的关键因素，探寻最佳临床用量策略具有重要的意义[1]。

方药用量策略，是指医生为追求最大疗效，在确定方药组成后，决定或调整处方中每味药物的剂量及比例的方法，以期在安全的前提下取得最快、最好的疗效[2]。用量策略是方药剂量理论的重要组成部分，也是衡量医生临床水平的重要标准。

经方是探秘方药用量的源头。东汉·张仲景《伤寒杂病论》被誉为"方书之祖"，仲景方因药少而精，药专力宏，被誉为"经方"。经方之于中医，阙功伟矣，其疗效卓著，逾千年而不衰。古今临床之大家，鲜有不从经方中揣摩领悟而来。经方用量策略是中医临床用量策略的基础，历代医家在经方剂量应用上积累了丰富的经验[3]。在中国漫长的历史发展过程中，中国的度量衡制度经历了明显的变化。以经方剂量的传承和折算为基础，全面系统地梳理影响经方用量的各种因素，以总结经方最佳临床用量策略，在今天的中医实践中具有重要的临床意义。

一般来说，前人文献中，中医的"1两"相当于13～15g。然而，这些测量结果往往与今天的不同。到目前为止，还没有系统的研究来说明如何选择基于不同疾病状态的最佳剂量。影响用药剂量的因素很多，如中医证候、患者体质、处方药数、疗程长短等。因此，考虑应建立剂量－效应关系，剂量测量转换成为必然。

在国家重点基础研究发展计划（"973"计划）资助项目中，经过广泛剂量测量转换与剂量效应的文献综述与讨论，中华中医药学会推荐的方药量效委员会与世界中医药学会联合会，已达成专家共识：1两等于13.8g，是公认的根据文献报告所得。然而，在中医实践中，出现了变化的中药方剂。中药制剂，特别是今天的中药汤剂与古代使用的汤剂有所不同。因此，一两等于13.8g应根据不同的疾病条件进行修改或调整，由此"973"项目建立了新的剂量－效应转化率。这种转换率是基于广泛的讨论，从研究数据和积累的临床经验，使用这种剂量方法肯定会增加未来的疗效。

一、经方剂量的折算

《伤寒杂病论》成书于东汉末年，距今已有1800余年，度量衡制度屡经变革，代有所改，使仲景经方的本原剂量成为千古之谜。中医经典著作影响着中医临床实践，考证经方本原剂量，是临床准确使用经方的基础[4, 5]。目前，经方本原剂量考证众多，后世有以仲景 1 两折合现今 1 ~ 1.6g[6]、3g[7]、6.96g[8]、7.8g[9]、13.75g[10]、13.92g[11]、15.6g[12, 13]等。经统计，后世考证达 32 种之多，临床应用莫衷一是，直接影响临床疗效[14]。傅氏等采用综合逻辑考证法，通过文献分析、药物重量实测、药物煎煮提取等方法，最终确定经方 1 两折合 13.8g[15, 16]，破解了经方剂量的千年之谜。

二、影响经方临床用量的关键因素

现普遍认为 1 两折合 3g，与经方的本原剂量之间相差甚远。我们将中医名家的经方剂量使用心得进行梳理[17-19]；以经验文献挖掘分析的方法考量经方用量策略[20]；对《伤寒论》《金匮要略》原文中剂量调整规律进行解析[21, 22]；经方用量策略的理论文献进行整理[23-26]。基于“973”项目，通过文献梳理，根据许多中医临床研究的基本分析和中草药制剂的剂型与变量处理，专家共识已达成：在 1 两等于 13.8g 基础之上，我们认为经方本原剂量在不同疾病中应有不同的折算策略。此外，我们还系统地总结出影响经方用量的主要因素，包括疾病（病势）、证候、处方、药物等，具体详述于下：

（一）随病施量、因势施量

随病施量是指根据疾病的种类调整方药剂量，同一方剂所治疾病不同时，剂量亦需随之调整。如研究发现，葛根芩连汤治疗溃疡性结肠炎所需剂量小于治疗糖尿病的剂量[27]。因势施量是指根据病邪的深浅，病势的缓急轻重决定方药的用量。吴鞠通所言的“治外感如将，之内伤如相”，即提示不同病势当有不同的用量策略。

1. 慢性病、预防性疾病临床用量策略　慢性病是一种复杂的临床表现，其形成是由量变到质变的过程，其病程长，病因复杂，存在多虚[28]、多瘀[29]的特点，需要长期治疗。中医药治疗慢性病方面具有优势，这是因为配方有多个目标，综合治疗可以重建整体身体平衡。几千年的中医临床实践经验证实，经方广泛应用于多种慢性病的治疗。由于慢性病往往需要一个长期的治疗过程，治疗中应避免滥用大攻大补之品[30]，以长期调理为宜，缓治为主。治疗期间，不适当的小剂量无法获得疗效，不合理的高剂量也会对治疗结果产生负面影响或潜在影响，引起副作用。中医临床实践还表明，小剂量累积起效，可收到四两拨千斤之功[31]。因此，专家共识建议治疗慢性病时将 1 两折合 3 ~ 6g。如上焦病，病位在上，病邪轻浅，贵在因势利导，引邪外出，用量宜轻灵[32]。

中药可预防许多疾病的发生和加重。在病情尚未传变阶段，处方用量是在治疗主病基础上兼顾预防，选药宜精，用量宜轻。仝氏等[33]认为预防性疾病时剂量宜小，经方 1 两可折合 1 ~ 3g。

2. 一般性疾病临床用量策略　一般性疾病，危急之势不如急危重症，缠绵之势不如慢性病，病势相对和缓，病情相对稳定[34]。临证时，用量过小难以在短时间内获效，用量过大恐伤及正气，故用量须平稳，以稳中求功，经方 1 两可折合 3 ~ 6g[35]。

3. 急危重病临床用量策略　危急重病，病邪深重，病情变化于顷刻，其来势疾，变化速，用量宜"兵贵神速，机圆活法，祛邪务尽"，小剂量则杯水车薪[36]。如用葛根芩连汤治疗 2 型糖尿病（肠道湿热证）临床研究中，以经方本原剂量为依据设置高剂量组（1 两折合 15g）、中等剂量（1 两折合 9g）、低剂量（1 两折合 3g）、或安慰剂治疗 12 周，纳入 224 例患者，进行随机、双盲、对照研究；结合安全性和有效性，发现大剂量和中剂量组在调整肠道菌群结构和改善血糖上疗效基本相同且最佳[37]。考虑中药配方的制备方法，现代煎煮法具有较高的溶出度，还可节省药材，仝氏[38]、明氏[39]等主张治疗急危重症，药贵精专，用量需足，即所谓重剂起沉疴，经方 1 两可折合 6～9g。应该强调的是，在临床实践中，要特别注意的是中药的毒性与剂量之间没有明确的界限，临床使用重剂，需灵活调量，中病即止，保障用药安全性，以避免其潜在的不良事件[40,41]。

（二）随证施量、因人施量

证是影响处方用量的重要因素[42]，包括症状、体征、体质、年龄、性别等。"随证施量"是医生追求最佳疗效、视病情而调整剂量的策略，反映了医生的主观能动作用[43,44]。杜氏[45]等在麻杏石甘汤治疗小儿肺炎的临床研究中，证实根据患者的症状和体征调整药量的随症施量策略能提高临床疗效。

临证用量需因人而异，应考虑患者的性别、年龄、体质等因素。余氏[46]建议老人用量一般为中青年人的 2/3；朱氏[47]、张氏[48]等认为小儿用量宜小，一般 3～6 岁小儿用量为成人量 1/3，6～12 岁为成人量 1/2。王氏[49]认为体质强壮者，耐受力强，用量宜大；体质虚弱者，不胜药力，故用量宜小。对孕产妇用药，剂量更应谨慎[50,51]。

（三）因方施量

1.因配伍施量 复方中配伍是影响剂量的关键因素。何氏[52]、李氏[53]等认为，方中药味剂量改变，君臣配比改变，均会对原方的功效产生影响，或增强减弱，或完全改变。余氏[54]认为，有毒药物适当配伍可降低毒性、纠正偏性。

2.因制方大小定用量 处方有大有小，药少而精之方，称精方；药多而广之方，称围方[55]。精方药味精简，常在四至五味，药少力专。顾氏[56]认为经方适用于急危重症，以重剂撼动病邪，以求短时间内迅速收效。围方药多而广、作用平和，药味数通常在十几味、二十几味甚至超过三十味，靶点众多。裘氏[57]认为围方适用于慢性病长期调理，故用量偏小，主要以常规剂量及小剂量为主，全面兼顾，缓慢见功。但就整方剂量而言，围方与精方的差别不大，甚则围方整方剂量大于精方[58,59]。

3.因处方剂型定用量 中药的口服剂型主要有汤剂、散剂（煮散、服散）、颗粒剂、袋泡剂、丸剂、膏剂等，临床根据患者的不同情况而给予不同的剂型[60]。傅氏[61]、王氏[62]等认为处方剂型决定用量的特点：①汤剂用量最大；②煮散剂、颗粒剂、膏剂、袋泡剂次之；③丸剂、服散剂用量最小。

（四）因药施量

1. 因药性、药效施量 姬氏[63, 64]等对《神农本草经》药物三品分类法及用量进行研究，发现类似上品的药物多为药食同源药物，可多服久服，亦无大害；类似中品的药物无毒或有毒，具补养及治疗疾病之功效，用量可酌情放宽；类似下品的药物多有毒或药性峻猛，主治病时用量应谨慎。

2. 因服药反应施量 傅氏等[65, 66]认为，临床需根据患者服药后的反应调整用量，如"不效增量""中病即止"或"中病即减"等。

3. 因服法施量 服药方法是影响处方用量的因素之一[67]。处方用量较大者，可分多次服，使每次平均服药量不至过大，可保持一定的血药浓度，保证用药安全。

4. 因炮制施量 徐氏等[68]认为，将经方剂量折算为饮片剂量时应充分考虑因炮制方法、药源等不同导致的含水量差异。临床施量药物也应考虑这种差异，即药物含水量多时用量应稍大。

5. 因煎煮工艺施量 孙氏[69]认为，饮片制成煮散，不仅省时省力、方便患者使用，而且可以节约大量药材；刘氏[70]认为，煎煮工艺影响相关物质成分的溶出，饮片有效成分煎出率最高，药材利用度最大。合理的煎煮工艺可以最大限度地溶出有效成分从而相对减少药物用量。

三、扩大用量范围，有利于进一步提高中医药疗效

《中国药典》所载中药用量为法定用量标准。但是，超《中国药典》规定用药在临床并不鲜见，尤其是药食同源药物[71, 72]，原因包括：①规定用量较小，难以获得满意的临床疗效[73]；②规定用量与师承经验及医师临床习惯不符合。

肖氏[74]等认为药物用量范围的宽与窄，与疗效密切相关，过于狭窄的剂量范围难以涵盖该药物治疗不同疾病的全部有效剂量，会限制临床处方最佳剂量的选择，影响疗效。仝氏[75]、李氏[76]等认为相对《中国药典》规定用量，经方本原剂量与临床实际用量，均具有更宽的剂量范围。因此，通过科学研究和实践，在确保用药安全的前提下，在一定范围内扩大中药的剂量范围，有利于提高方药的临床疗效。

四、小结

由于人类疾病谱和体质等均发生了巨大变化，中药临床用量需符合时代发展的特点，在更广的用量范围内，寻找合理用量。虽然根据以前的报告，1两折合 13.8g。然而，在中医实践中，以"973"项目为基础，根据研究方案和专家共识：临床使用经方应根据疾病、证候、处方、药物等主要因素合理选择最佳用量；经方折算可参照：①预防用药 1 两可折合 1 ~ 3g 应用；②治疗一般疾病或慢性病调理时，1 两可折合 3 ~ 6g 应用；③治疗急危重症，1 两可折合 6 ~ 9g 应用。由于这次转化率是基于广泛的研究、讨论和积累的临床经验，使用本推荐准则一定会提高中医临床实践。

本研究由国家重点基础研究发展计划（"973"计划）资助（2010CB530600）。

感谢中华中医药学会方药量效研究分会专家组和世界中医药学会联合会为经方最佳用量的临床策略的建立提供宝贵意见。执笔人：赵林华、何莉莎、连凤梅、徐立鹏、姬航宇、仝小林（专家组成员：仝小林、傅延龄、王跃生、徐国良、饶平凡、焦拥政、连凤梅、黄煌、李赛美、李敏、沈剑刚、池晓玲、苏庆民、王丽霞、刘起华、刘安、饶毅、余日跃、杜建强、周里钢、柳红芳、程先宽、骆晓东、徐晓玉、曾庆明、孟宪生、史晓、王雪峰、向楠、岳仁宋、朱向东、赵昱、徐汝奇、周毅德、谷松、徐学功等）。

参考文献

［1］傅延龄，张林，宋佳．中药临床用量流域研究［M］．北京：科学出版社，2015：4-5.

［2］仝小林，王跃生，傅延龄，等．方药量效关系研究思路探讨［J］．中医杂志，2010，51（1）：965-967.

［3］姬航宇，焦拥政，刘文科，等．基于文献挖掘的方药用量策略构建研究［J］．中医杂志，2011，52（21）：1828-1830.

［4］姬航宇．《伤寒论》本源药物剂量探索［D］．北京：北京中医药大学，2009.

［5］程先宽，韩振蕴，陈志刚，等．《伤寒杂病论》剂量折算研究思路探讨［J］．北京中医药大学学报，2006，29（1）：11-13.

［6］王伊明．为古方权量正本清源［J］．北京中医学院学报，1986，9（2）：10-11.

［7］李培生．伤寒论讲义［M］．上海：科学技术出版社，1985：228.

［8］中医研究院．伤寒论语译［M］．北京：人民卫生出版社，1974：8.

［9］朱文惠．张仲景古方称量考［J］．中医杂志，1996，37（12）：756.

［10］丘光明，邱隆，杨平．中国科学技术史·度量衡卷［M］．北京：科学出版社，2001：217.

［11］吴承洛．中国度量衡史［M］．上海：商务印书馆，1957：73.

［12］柯雪帆，赵章忠，张玉萍，等．《伤寒论》和《金匮要略》中的药物剂量问题［J］．上海中医药杂志，1983，（12）：36-38.

［13］畅达，郭广义．《伤寒论》药物中非衡器计量的初探［J］．中成药研究，1985，7（8）：44-45.

［14］傅延龄，宋佳，张林．经方本原剂量问题研究的意义［J］．北京中医药大学学报，2013，36（4）：21-223.

［15］傅延龄，宋佳，张林．论张仲景对方药的计量只能用东汉官制［J］．北京中医药大学学报，2013，36（6）：365-369.

［16］仝小林，穆兰澄，姬航宇，等．《伤寒论》药物剂量考［J］．中医杂志，2009，50（4）：368-372.

［17］朱良春．中药用量与作用之关系［J］．中医药通报，2007，6（5）：7-11.

［18］毕礼明，朱东云，马济佩．中医治疗肾脏病复方中的药物剂量特点研究［J］．北京中医药大学学报，2011，34（10）：711-713.

［19］马垚，李伟.中药剂量选择及对临床疗效的影响探讨［J］.中外医疗，2010，30（15）：141.

［20］仇菲.以中医经验文献挖掘分析为基础的经方临床用量策略研究［D］.北京：北京中医药大学，2012.

［21］姬航宇，焦拥政，连凤梅，等.《伤寒论》及《金匮要略》用量策略的文本挖掘研究［J］.中华中医药杂志，2012，27（1）：16-19.

［22］尚尔鑫，范欣生，段金廒，等.《金匮要略》方药用量与功效变化的探讨［J］.南京中医药大学学报，2009，25（1）：13-16.

［23］宋佳，傅延龄.论剂量调控的"四因制宜"原则［J］.中华中医药杂志，2013，28（1）：18-21.

［24］古求知，柳长华.古方今用剂量问题探索［J］.辽宁中医药大学学报，2011，13（9）：111-112.

［25］南艳宏.影响中药剂量的几个因素［J］.中外医学研究，2011，9（22）：75-76.

［26］宁亚功.论《伤寒论》方的量效关系［J］.国医论坛，1989，18（6）：5-7.

［27］赵益，李冰涛，赖小东，等.葛根芩连汤整方剂量变化治疗溃疡性结肠炎的量-效关系研究［J］.中国实验方剂学杂志，2014，20（4）：131-134.

［28］宋述财，许华，陈群，等.改善虚损体质调治慢性病证［J］.中国医药学报，2004，19（2）：107-109.

［29］袁光辉，罗原文.浅述"久病多瘀"及治法［J］.贵阳中医学院学报，2001，24（2）：55.

［30］仝小林，刘文科.论现代慢性病的特点及其中医诊治策略［J］.上海中医药大学学报，2010，24（5）：10-13.

［31］仝小林，沈剑刚，王跃生，等.慢病方药合理用量理论探讨［J］.世界中医药，2014，9（1）：1-2，7.

［32］刘文科，仝小林，王帅.从病例谈方药用量策略［J］.环球中医药，2012，5（6）：405-409.

［33］仝小林，吴义春，罗辉，等.小剂量应用辨析［J］.上海中医药杂志，2010，44（3）：18-19.

［34］陈少芳.关于《伤寒论》经方用量问题的探讨［J］.中华中医药杂志，2011，26（10）：2223-2225.

［35］仝小林，刘文科.论方药用量策略［J］.中医杂志，2011，52（6）：469-470.

［36］田智慧.李济马"四象医学"的药物用量研究［D］.北京：北京中医药大学，2014.

［37］Fengmei Lian，Linhua Zhao，et al.Structural modulation of gut microbiota during alleviation of type 2 diabetes with a Chinese herbal formula［J］.The ISME Journal，2014：1-11.

［38］仝小林，吴义春，姬航宇，等.发现经方剂量［J］.上海中医药杂志，2009，43（11）：1-4.

［39］明坚.药贵精专岂可乱投，方虽有名还须足量［J］.上海中医药杂志，1982，16（5）：44-45.

［40］韦姗姗，焦拥政，王丽霞，等.超量使用中药安全性的研究对策与思考［J］.中医杂志，2011，52（19）：1623-1626.

［41］雷载权，张廷模.中华临床中药学［M］.北京：人民卫生出版社，1998：143.

［42］成玉，徐姗姗.《伤寒论》经方用量之浅见［A］.中华中医药学会仲景学说分会.全国第二十次仲景学说学术年会论文集［C］.中华中医药学会仲景学说分会：2012：2.

［43］Fengmei Lian，Xinyan Chen，Linhua Zhao，et al.Essential factors of Sui Zheng Shi Liang strategy in type 2 diabetes treatment assessed by questionnaire［J］.J.Tradit.Chin.Med.33：27–33，2013.

［44］连凤梅."随症施量"关键要素研究［D］.北京：北京中医药大学，2011.

［45］杜洪喆，晋黎，陈汉江.麻杏石甘汤随症施量模式治疗小儿支气管肺炎18例临床研究［J］.中医杂志，2014，55（10）：842–845.

［46］余惠莲.浅析确定中药剂量时应考虑的因素［J］.长江大学学报（自然科学版），2012,9（10）：60–61.

［47］朱大年.试论小儿的中药用量［J］.上海中医药杂志，1980，26（3）：29–30.

［48］张曼琳，陈永凤，唐学兵.论小儿的中药用量［J］.云南中医中药杂志，2013，34（10）：84–85.

［49］倪胜楼，郑燕飞，陈传蓉，等.王琦谈中医方药量效关系［J］.辽宁中医杂志,2014,41（7）：1357–1359.

［50］廖伟坚.妊娠期中药应用的安全性评价［J］.中医药临床杂志，2005，17（4）：342–343.

［51］宋殿荣，郭洁，张崴，等.关于构建妊娠期应用中药安全性评价体系的思考［J］.中医杂志，2012，53（5）：368–372.

［52］何婷，赵薇，华国栋.从中药量效关系论临床用药剂量的适当性［J］.现代中医临床，2014，21（6）：37–39.

［53］李宇杰，谢彬，黄煜，等.从剂量比谈《伤寒论》中附姜的配伍规律［J］.光明中医，2013，28（3）：449–451.

［54］余成浩.乌头类有毒中药常用配伍药对的物质基础研究［D］.成都：成都中医药大学，2006.

［55］仝小林，刘文科，焦拥政，等.论精方与围方［N］.中国中医药报，2011–06–10（004）.

［56］顾维明.药贵精专而不宜杂［J］.陕西中医函授，1989，9（3）：17.

［57］裘沛然.甘苦由来试后知：论药味繁多复杂的方剂［J］.上海中医药杂志,1985,19（7）:3–5.

［58］张琦，华浩明.《伤寒论》汤剂及其与现代汤剂用量的比较研究［J］.河南中医,2010,30(3)：209–213.

［59］程京艳，王敬秀.古今中药方剂用药之比较［J］.中国药房，2013，24（23）：2206–2208.

［60］肖家军，方晓阳.《伤寒杂病论》剂量的传承与思考［J］.医学与哲学，2004，25（12）：57–60.

［61］傅菊初.论中药的合理用药［J］.浙江中西医结合杂志，2007，17（11）：721–722.

［62］王竹兰，肖相如.《伤寒论》汤剂加水量与剂量的关系［J］.辽宁中医杂志，2010，37（3）：433–435.

［63］姬航宇，仝小林，韩佳瑞，等.《神农本草经》"三品分类"思想对临床合理用量的启示［J］.环球中医药，2012，5（6）：413–416.

［64］韩佳瑞，余秋平，张家成，等.《神农本草经》之三品分类浅析［J］.中医杂志，2011，52（23）：1992–1993，2008.

［65］傅延龄，杨琳，宋佳，等.论方药的服量［J］.中医杂志，2011，52（1）：8–11.

［66］倪胜楼，傅延龄.国医大师朱良春谈方药量效关系［J］.辽宁中医杂志，2013，40（7）：1338–1339.

［67］孙志远.《伤寒论》方证研究须重视药物用量及煎服法举隅［J］.山西中医，1988，4（2）：2–4.

［68］徐立鹏，穆兰澄，郭允，等.论药材含水量对经方剂量折算的影响［J］.世界中医药，2015，10（5）：784–787，792.

［69］孙玉雯，仝小林，王菲，等.中药煮散与饮片煎煮效率的对比研究Ⅰ.部分根和根茎类、花类、叶类和全草类药材［J］.中药材，2016，39（3）：598–602.

［70］刘起华，文谨，陈弘东，等.从《伤寒论》煎煮法探讨经方剂量的合理使用［J］.中医杂志，2016，62（13）：1081–1085.

［71］唐仕欢，杨洪军，黄璐琦，等.中医临床处方饮片用量调研报告（内科）［J］.中国中药杂志，2008，33（19）：2257–2263.

［72］许振国，谢守敦.古今中药超大剂量应用集萃［M］.北京：中国中医药出版社，2005：28–30.

［73］黄鑫.经方中有毒中药在清代名家医案中的剂量研究［D］.武汉：湖北中医药大学，2013.

［74］肖小河，鄢丹，金城，等.突破中药传统用量局限，提高中医药临床疗效［J］.中国中药杂志，2008，33（3）：229–232.

［75］仝小林，吴义春，穆兰澄，等.经方大剂量探索［J］.上海中医药杂志，2010，44（1）：18–21.

［76］李宇铭.经方原方剂量应用临床体会［J］.国医论坛，2013，28（1）：3–6.